U0271128

"十三五"国家重点图书出版规划项目

中国传统哲学视域下的中医学理

总主编　严世芸

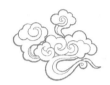

中和思想 · 和的追求

主编　陈丽云　宋欣阳

上海科学技术出版社

图书在版编目(CIP)数据

中和思想·和的追求 / 陈丽云,宋欣阳主编.—上海:上海科学技术出版社,2020.1
(中国传统哲学视域下的中医学理)
ISBN 978 - 7 - 5478 - 4675 - 9

Ⅰ.①中… Ⅱ.①陈… ②宋… Ⅲ.①中医学-医学哲学-研究 ②中国医药学-文化研究 Ⅳ.①R2 - 05

中国版本图书馆 CIP 数据核字(2019)第 240458 号

本书出版受以下项目支持:

国家社会科学基金重大项目"中华优秀传统文化传承体系研究——中医优秀文化思想的传承研究"(项目编号12AZD015);上海市文教结合"高校服务国家重大战略出版工程"。

中和思想·和的追求
主编 陈丽云 宋欣阳

上海世纪出版(集团)有限公司
上海科学技术出版社 出版、发行
(上海钦州南路 71 号 邮政编码 200235 www.sstp.cn)
浙江新华印刷技术有限公司印刷
开本 787×1092 1/16 印张 11.5
字数 150 千字
2020 年 1 月第 1 版 2020 年 1 月第 1 次印刷
ISBN 978 - 7 - 5478 - 4675 - 9/R · 1970
定价:78.00 元

本书如有缺页、错装或坏损等严重质量问题,请向工厂联系调换

内容提要

中医药文化植根于中华传统文化，积淀、融合、蕴含、体现了中华传统的哲学思想、思维方式和价值观念。从中医药切入，可以最直接、最简捷、最通畅地进入中华文明之门。中华传统哲学思想，包括三才、变易、中和、意象等，在中国的社会学、政治学、天文学、地理学乃至兵学、农学、医药学、建筑学、星相学、堪舆学之中，都是一以贯之的，这是中华文化的灵魂。"中国传统哲学视域下的中医学理"丛书以中华传统经典哲学思想为着力点，从三才、变易、中和、意象四个方面，深入探讨中华传统哲学思想与中医药文化的联系、渗透与影响，阐述中华传统哲学思想在中医药中的临床应用，对中医药文化的哲学基础进行系统的总结与分析。

本书是"中国传统哲学视域下的中医学理"丛书中的一册，分为四个部分：中和之哲理、中和之学理、和其不和——中医学治疗原则、中和带给中医的思考。本书通过对中和之哲理、学理、中和思想在中医中的实际应用的阐述，以及对中和与中医伦理、中医医德、中和与平衡等方面的探讨，对中和思想与中医文化的传承进行全面的研究。

本书可供中医临床医师、中医文献及科研工作者、中医院校师生及中医爱好者参考阅读。

丛书编委会名单

总 主 编　严世芸

副总主编　王庆其　李其忠　朱邦贤

执行副总主编　陈丽云

编　　委（以姓氏笔画为序）

于　凌　王庆其　王颖晓　朱邦贤

严世芸　李其忠　宋欣阳　张苇航

尚　力　姜青松　谢朝丹

编委会名单

主　编　陈丽云　宋欣阳

副主编　赵非一

编　委（按姓氏笔画排序）

孙增坤　苏子舰　杨弘光　杨艳卓

宋欣阳　陈丽云　赵非一　胡　蓉

秦静静　郭　颖

前 言

在中国哲学发展史上，"中和"观占有重要地位。在甲骨文和金文中，"中"字较多见。或以战阵中的旗帜，标示中心之义；或测量日影，标示时间之义，"中"表达一种合理、适宜的状态。"和"的字形如庄稼成熟的形态，并产生出听觉协调、口感调和等义。这正是人们对稼禾成熟、五音调谐、五味调和状态的追求。"中""和"是密不可分的，它们结合起来共同表示一种合理有序的过程及状态。根据文献记载，"中""和"二字在孔子以前都是单独使用的。"中和"一词首见于《周礼·大司乐》，而把它们两者连缀融合成一个哲学名词、概念或范畴，并赋予其道德本体含义的是《中庸》，其曰："喜怒哀乐之未发，谓之中；发而皆中节，谓之和。中也者，天下之大本也；和也者，天下之达道也。"以后，诸子百家更使"中和"思想成为一个内容丰富的理论体系。它贯穿于万物万事中，影响着我们对事物与世界的认知、思维方式和行为准则。"中和"不仅成为我们对生活状态的追求，也变成一种境界、一种思想状态、一种准则，是我们追求的终极目标，更是一种国人特有的行为方法。最终成为中国传统文化中颇具特征性的哲学思想，也成为中华民族固有的价值观念和崇高理念。

孕育脱胎于传统文化的中医学，深受我国传统哲学思想的影响，与"中和"思想必然存在千丝万缕的联系。中医"中和"思想，既是对"中和"文化的继承，也是在继承基础上的另一种发展。无论是《黄帝内经》，还是历代医家学术思想和理论，都渗透了"中和"的理念，"中和"是中医学中生命观的思想起源与最高追求。人是自然之子，由阴阳二气交互作用而成，"中和"便是阴阳二气交互作用孕育而生的。在生命的过程中，则表现为生命观——精气神的和谐，人体内部以及人与自然的和谐，失和则为致病的根本原因，治疗的目的在于达到

"和谐"。同时,中医学具有"上医治未病"的预防医学思想,崇尚对于生命的养护,认为"允执其中,不偏不倚"才是养生的大前提,得中和则仁寿康宁,失中和则百病始生,吸收了大量营养的中医"中和"养生观,历经沉淀,思想深邃,实用价值极高,可谓是不可多得的瑰宝。

中医对于"中和"的追求,与流行的"平衡"观念并不简单相同。从 20 世纪 50 年代开始,受某些哲学观的影响,中医界逐渐出现了"平衡"的观点。这种"平衡观",把阴阳之间的相辅相成、相互制约的协调关系,生命系统能保持高度的自稳状态,误解为"平衡"。往往习惯于把正常的人体理解为阴阳平衡、气血平衡,健康就是"平衡",疾病是一种不平衡,治疗就是恢复"平衡"。实际上这种似是而非的表述,并未真正理解"中和"的原理,对于"平衡",也是一种以偏概全的理解。

中医学在 2 000 多年的发展历程中,始终重视"中和",并把它实现于医学理论的医疗实践之中,"中和"是生命起源与生理基础的概括、生命养护理论和诊疗疾病的重要原则,也丰富了中医学的哲学基础与思想内涵,指导了中医学的生命观、养生观、治疗观与医德伦理观等多个方面,最终发展成完整的体系,成为中医学之核心准则。同时也大大丰富了中国哲学"中和"的观念内涵,给人们提供了一个理解传统哲学的入口。在中医学提倡"守正创新,传承发展"的今天,我们应深入研究传统文化,以更好地继承发展中医精华。

编 者

2019 年 12 月

目　录

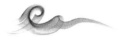

第 一 章
中 和 之 哲 理

第一节 导 论

一、中和溯源

（一）说"中"

"中"字是我国博大精深的字库中极为简单却又颇具深意的一员。"中"的甲骨文作"𩳠"，或者是"𩳠"，原义为旗帜飘扬在旗杆上立于部落联盟中央，后借"中"以表方位。《说文解字》对"中"的解释是："中，内也。从口。丨，上下通也。"《易》云："辨是与非，则非其中爻不备。""中"是指代二、五爻位，是决定吉凶、是非、常变之标准，往往引申为不偏不倚、适中。《国语·晋语》云："夫以回鬻国之中也。"注："中，正也。"

商代以前的人们把"中"纳于"心"。"汝分猷念以相从，各设中于乃心！乃有不吉不迪，颠越不恭，暂遇奸宄，我乃劓，殄灭之，无遗育。无俾易种于兹新邑！"这是商代第二十个国王盘庚决定迁都时的一段训词。其大意是：你们各个人应当把自己的心放得中正，跟了我一同打算！倘有不道德的乱作胡来，不肯恭奉上天，以及作歹为非，劫夺行路的，我就要把他们杀戮了、灭绝了，不让他们恶劣的种子遗留在这个新邑之内！盘庚对百姓一面劝诱，一面威胁，要百姓以中存心，要被统治者以中对待统治者。在这里，"中"既被当作一种美德要求于民，同时也喻示着后世"忠"字出现的契机。

到了西周时期时，周王把"中"作为一种德，而开始提出"中德"的观念。推行礼乐，教化百姓。这种作为道德范畴的"中"，在西周厉王末年所写定的《易经》里有发展，表现为"中行"概念的提出。在《易经》里一共出现了 5 次"中行"。《泰·九二》："包荒，用冯河，不遐遗，朋亡。得尚于中行。"《复·六四》中："中行独复。"《益·六三》中："益之用凶事，无咎，有孚中行，告公用圭。"《益·六四》中："中行告公，从，利用为依迁国。"《夬·九五》："苋陆，中行无咎。"

到了周以后,春秋战国时期,诸子百家纷纷兴起,中国的哲学得到了空前的发展,也正是在这一时期,"中"正式作为一种哲学概念,出现在各家的论述、著作中。《庄子·在宥》曰:"中而不可不高者,德也。"注:"中,顺也。"《左传》中有言:"民受天地之中以生。"因此"中"有"居中、适中、中正、和顺"之义。"中"从最早对于一种场景、一种画面的表现,逐渐地转变为对一种相对位置的描述,又从空间上的位置引申为事物的一种状态,换句话说,中即是简单的、方位的表述,又是深层的、事物状态性质的表达。

从哲学的角度来看,"中"可谓相对于"极"而言。在西方哲学中,所有的事物都是相对的,有好就会有坏,有对就会有错。同样,中国哲学中阴阳也是对这种对立状态的最为概括性的描述,万事万物皆分阴阳。但中国的古老哲学中不同于西方哲学的,最有特色的一点,就是对理想状态的追求。我们并不热衷于对"好""对"的一味追求,更多的是对阴阳协调、和谐状态的执着。我们认为万事万物归于一心,方为神圣。

(二) 言"和"

人们最初对"和"的认识仅停留在形象的感性的阶段。它是人类生活和生产实践的直接反映。在甲骨文、金文中,"和"的字形如庄稼成熟的样子,说明"和"起源于农业生产。

和,《说文解字》释为:"相应也,从口禾声。"在古代,人们为了庆贺丰收,载歌载舞,畅饮欢聚。一般将此处之"口"解读为发声之口,即表示乐器和唱歌之间的相互配合协调;还有一种解读是饮食之口,即"人们入口饮食所需的禾物"①,后引申为表示音声。就表层意义而言,口感与听觉都属于人体最基本的感官能力,故很难分辨何者为本义,何者为引申义;而从文化生成的角度来说,前者以乐文化为根本,后者则根植于农耕文明,则后一解读可能更具本源性。但无论在何种意义上,"和"所蕴涵的人与自然、个体与社会、主体与客体、此者与彼者的对应关系都是一以贯之的,融汇了中国传统文化哲学的精髓,成为华夏文明智慧结晶的最高理念。

---

① 袁济喜.和:审美理想之维[M].南昌:百花洲文艺出版社,2001.

1. 远古时期："和"的涵义向抽象和理性升华 "和"在甲骨文时期被用来表述乐器演奏的场面。《易》爻辞为"鸣鹤在阴,其子和之",表述两声相应的美感,属于听觉范围。无独有偶,在《礼记·乐记》中写道:"乐者,天地之和也。"东晋葛洪将和与味相联系:"虽云色白,匪染弗丽;虽云味甘,匪和弗美。"《左传·襄》则云:"为乐之和,无所不谐。"可见,"和"有"和声、调和、附和、和谐"之义。

在现存较早的文献中,"和"的意义已经渐渐脱离了其感觉意义,开始向抽象意义转化。《尚书·说命》云:"若作和羹,尔惟盐梅。"《诗经·商颂》中亦有"和羹"之说,皆为从口感角度立意。《尚书·舜典》云:"诗言志,歌永言,声依永,律和声。八音克谐,无相夺伦,神人以和。"前一个"和"还在强调乐器律吕对歌声的调节作用,仍是基于感觉而言;而后一个"和"所指称的已然是人和神性自然之间在精神、思想、感情方面的沟通、和谐。同书《尧典》中又称赞尧的功业云:"克明俊德,以亲九族。九族既睦,平章百姓,百姓昭明,协和万邦。"① 指的是调节、和顺各邦、各国的关系。即使各族人民团结和睦,能明辨是非,使风俗大和。君主应团结、协调各方关系,求得整个邦国的团结和睦。《尚书·多方》云:"自作不和,尔惟和哉! 尔室不睦,尔惟和哉! 尔邑克明,尔惟克勤乃事。"本处的涵义认为只有身心、家庭和睦,才能治理好国家。《尚书·多方》又云:"时惟尔初,不克敬于和,则无我怨。"意思是要求统治者克敬上天,勤劳励治,以和为本,否则会受到上天的惩罚。可见在同一本书中,"和"字的意义已经指涉了感觉、自然、社会、国家等多种意义。《易经》亦然。《易经·中孚》云:"鸣鹤在阴,其子和之。"乃唱和之意。又有"和兑吉"(《易经·兑》)。即和谐为吉的含义。可知早期之"和"意义较为广泛。较早从哲学角度阐释"和"的当属西周末期的史伯。

《国语·郑语》载:"公(郑桓公)曰'周其弊乎'?(史伯)对曰'殆于必弊者也'。《泰誓》曰'民之所欲,天必从之'。今王弃高明昭显,而好谗慝暗昧;恶角犀丰盈,而近顽童穷固。去和而取同。夫和实生物,同则不继。以他平他谓之和,故能丰长而物归之。若以同裨同,尽乃弃矣。故先王以土与金、木、水、火

---

① "百姓昭明,协和万邦"句又见于《诗经·大雅·文王》,意义相近。

杂,以成百物。是以和五味以调口,刚四支(肢)以卫体,和六律以聪耳,正七体以役心,平八索以成人,建九纪以立纯德,合十数以训百体。出千品,具万方,计亿事,材兆物,收经入,行姟极。故王者居九畡之田,收经入以食兆民,周训而能用之,和乐如一。夫如是,和之至也。于是乎先王聘后于异姓,求财于有方,择臣取谏工而讲以多物,务和同也。声一无听,物一无文,味一无果,物一不讲。"

　　在这里,史伯从感性意义出发,将口感和听觉带来的美感升华至纯粹理性的高度,从而最早将"和"与"同"作为对立概念提出,认为和就是"以他平他",就是把两种以上不同的事物或元素相配合,"和"是不同事物对立面的共存,是动态的,是不断变化的。"和"是不同事物在不断地运动变化中,才能达到"平和"的状态,如悦耳动听的音乐是"和六律"的结果,香甜可口的美味是"和五味"的结果,五彩缤纷的事物是"杂五材""合十数"的结果。所以"和"是一个包涵了差异性和多样性的存在,是差异性和多样性基础上的协调、统一。"同"则相反,是指事物各个层面上无任何差别的统一性,是单调静态的。以此为原则奏乐,就只有一种声音,从而没有人听;以此调味,就只有一种味道,从而使人感到乏味;以此调色,就只有一种颜色,就没有文采,从而没有人看;以此论物,就只有一种东西,从而无法比较好坏;以此治国,变成排斥异己,独断专行,什么也弄不成。这样,就明确了"和"的价值,强调注重不同要素之间的相济相成,以达成整体的和谐稳定。应该指出的是,史伯的"和实生物"和"以他平他"的观念更侧重于对事物多样性的理解,仍然是较浅层次的。但他将"和"与"同"划以严格界限的做法,直接开启了后世两千余年中国文化对于"和"范畴的衍生性思考。

　　2. 春秋时期:"和"的涵义上升到了对立统一的辩证哲学高度　春秋战国是中国第一个文化鼎盛时期,各种由上古三代产生的原初性概念都在最大程度上得到了深入解读和引申,并直接激发了各种思想流派的形成和发展。"和"这一核心范畴自然也不例外。《易传》虽然较少直接讨论这一术语,但它对于自然界的起源、对人类社会的组成、对天人关系的阐述中无不贯穿了"和实生物"的思想,如阴阳和谐、八卦相反相成等。《易传·象》称"乾道变化,各正性命,保合太和,乃利贞",即认为自然、社会、个体各依其天地所赋"性命",

再追求一种"和"即刚柔、阴阳相调和的状态，始能达到理想境界。

直接继承史伯并进一步引申的是春秋后期的晏婴。《左传·昭公二十年》云："齐侯（齐景公）至自田，晏子侍于遄台，子犹驰而造焉。公曰：'唯据与我和夫！'晏子对曰：'据亦同也，焉得为和？'公曰：'和与同异乎？'对曰：'异。和如羹焉，水、火、醯、醢、盐、梅，以烹鱼肉，燀之以薪，宰夫和之，齐之以味，济其不及，以泄其过。君子食之，以平其心。君臣亦然。君所谓可而有否焉，臣献其否以成其可；君所谓否而有可焉，臣献其可以去其否，是以政平而不干，民无争心。故《诗》曰：'亦有和羹，既戒既平。鬷嘏无言，时靡有争。'先王之济五味、和五声也，以平其心，成其政也。声亦如味，一气、二体、三类、四物、五声、六律、七音、八风、九歌，以相成也。清浊、小大、短长、疾徐、哀乐、刚柔、迟速、高下、出入、周疏，以相济也。君子听之，以平其心，心平德和。故《诗》曰：'德音不瑕。'今据不然。君所谓可，据亦曰可；君所谓否，据亦曰否。若以水济水，谁能食之？若琴瑟之专一，谁能听之？同之不可也如是。'"

齐君认为他与臣子梁丘据的关系是"和"，显然仍局限于"和"乃同声"相应"的理解，较之史伯已是观念上的倒退，而他的特殊身份则有可能以此种错误观念误导君臣关系，甚至政治环境，故身为政治家的晏婴不能不严词批驳。晏婴的理论逻辑依然是中国古代常见的"兴"的作法，即由自然而及社会、由个体而至国家、由感性而至理性，并上升到了哲学高度。晏子指出："和"好像作羹汤，必须加上各种佐料、鱼、肉，以及烹调功夫，使各种味道调和，吃起来才可口。而其要诀在于不同要素可以"济其不及，以泄其过"，亦即差异性、对立面的相反相成，如果只是同一性的重复，"以水济水，谁能食之"？不仅如此，晏子还具体以音乐为例，提醒齐君乐律正因为存在"清浊、大小、短长、疾徐、哀乐、刚柔、退速、高下、出入、周疏"等对立矛盾的性质，才有可能"以相济也"。同样是在强调"以他平他谓之和"，史伯重视的是多样性的统一，而晏婴则更深一层，看到了由事物的矛盾而带来的统一性效果，体现了中国古代思想家对于事物对立统一辩证关系的深刻体认和理解。

无独有偶，晏婴的这一认识在春秋战国时期由儒家和道家各自在人际道德和哲学理念的不同层面，作出了相近的回应和更深层次的发挥。

3. 儒家论"和"：人与自然社会关系所追求的境界　儒家思想在春秋战国

时期成熟,在本质上,它既是一种政治哲学,更是道德哲学、生活哲学,强调人与社会的和谐,作为传统文化原初概念之一的"和"自然也会成为儒家思想的精神原料,《论语》《孟子》虽然对此论述不多,但孔子修订过的六经在某种程度上可以视为是经孔子认同的经典著作,故在讨论儒家之"和"的观念时,除孔、孟、荀三大家外,诸如《三礼》《周易》等也应一并考察在内。

　　《论语》中直接谈到"和"的地方有 5 次,大致可以从四个方面来理解。其一,"和"的原初意义之一即为"声相和",而"子与人歌而善,必使反之,而后和之"(《述而》)即就此而论。其二,社会之和谐、百姓之和睦,孔子弟子子张概括其师的社会管理理想为"立之斯立,道之斯行,绥之斯来,动之斯和"(《子张》),亦即使得百姓团结一致、同心协力,孔子自己也称"均无贫、和无寡、安无倾"(《季氏》),以"和"描述理想、美好的和谐社会状态。其三,接续史伯的"和同"之辩,但并非如晏婴般在政治哲学、形而上学层面申而论之,而是从道德修养的角度,将之从单纯的概念区分转化为人格内涵的差异:"君子和而不同,小人同而不和。"(《子路》)既非过于追求特立独行,更不是同流合污,而是善于团结、营造和睦的氛围,求同存异,以创造理想的生活形态。当然,"和"如果毫无标准、一味附从,则失去了其原有意义,所以,其四,《论语》又借有子之口专门提出"和"的原则性要求:"礼之用,和为贵。先王之道斯为美,小大由之。有所不行,知和而和,不以礼节之,亦不可行也。"(《学而》)虽然"和"是一种君子的美德,但也要避免陷入"知和而和"的误区,而是要"以礼节之",即以一定的道德标准、社会原则来加以规范。这实际上是提出了应该如何科学、辩证地思考、应用"和"的问题。相传为孔子后人子思所作的《中庸》进一步在两个层面标举"和"的重要性。一方面,沿承孔子对道德人格的设定,提出:"君子和而不流,强哉矫!"对其所代表的道德修养的境界极力称扬;另一方面,对这一术语本身在社会学、伦理学的角度进行了界定:"喜怒哀乐之未发,谓之中;发而皆中节,谓之和。"也就是说,"和"本身已经达到了一定的道德规范标准,亦即孔子所说的"以礼节之",所以它成为社会和谐运行、人类伦理规范的必然选择:"中也者,天下之大本也;和也者,天下之达道也。"由此所达到的理想社会、人生境界是"致中和,天地位焉,万物育焉",人与天地万物合而为一,真正做到人与天和。从哲学方法论的角度来说,这里涉及了"度"的问题,认为世界上任何事物都是质和量的对立统一，两者之间的界限即为度。所以，度是保持事物性质存在的量的限度，也就是事物的质所规定的量的活动范围。黑格尔说："尺度中出现的质与量的同一，最初只是潜在的，尚未显明地实现出来。这就是说，这两个在尺度中统一起来的范畴，每一个都各要求其独立的效用。因此一方面定的量的规定可以改变，而不致影响它的质，但同时另一方面这种不影响质的量之增减也有其限度，一超出其限度，就会引起质的改变。"①从这一角度而言，"和"的观念在儒家那里实际上具有了朴素的辩证法的意义。

《周礼》一般认为成书于战国时期，但反映了很多周代的实际礼制与思想。在其书中，"和"经常被用作动词，其含义大致有四种：其一，团结，和顺。如"大宰之职，掌建邦之六典，以佐王治邦国……三曰礼典，以和邦国，以统百官，以谐万民。"（《天官冢宰》）"乃立春官宗伯，使帅其属而掌邦礼，以佐王和邦国。"（《春官宗伯》）"大司马之职，掌建邦国之九法，以佐王平邦国……比小事大，以和邦国。"（《夏官司马》）汉郑玄注"比小事大"云："使大国亲小国，小国事大国，相合和也。"贾公彦疏："云'小国事大国'，释经事大，使相合和，故云'以和邦国'也。引《易·比·象》者，其卦坤下坎上，坤为土，坎为水，水得土而流，土得水而柔，是水土和合。"（《周礼注疏》）可见所谓"和邦国"乃指协调各诸侯国、藩属国之间的关系。其二，专指饮食学中的特定工序。如"内饔掌王及后、世子膳羞之割、烹、煎、和之事。"即将和与烹、煎等烹调方法并论，后文具体解释"和"之原则说："凡和，春多酸，夏多苦，秋多辛，冬多咸，调以滑甘。"（《天官冢宰》）可见乃是指食物、调料间的合理搭配以取得最佳口感。其三，指音乐乐器、旋律的调谐："典同掌六律、六同之和，以辨天地、四方、阴阳之声，以为乐器。"（《春官宗伯》）后两者显然与"和"的原始意义较接近，前者则是在政治学领域的引申义。其四，泛指各种工具的制作方法。如制作车轮时，"轮人为轮，斩三材必以其时。三材既具，巧者和之"。制作弓箭时，"弓人为弓，取六材必以其时，六材既聚，巧者和之。"此处之"和"显然是指将各种原材料量材使用，以适当比例组合成精巧的工具，文中又说："干也者，以为远也；角也者，以为疾

---

① 黑格尔著，贺麟译.小逻辑[M].北京：商务印书馆，2003：243.

也;筋也者,以为深也;胶也者,以为和也;丝也者,以为固也;漆也者,以为受霜露也。"(《冬官考工记》)用胶来粘合各种材料,也是用一"和"字,可见"和"既可以用作专指,又可以泛指。由上可知,《周礼》中用作动词的"和"虽然所指有四,但其基本意义其实只有一个,即调和、和谐。

《周礼》中的"和"用作名词时,专指一种道德行为准则。"以乡三物教万民而宾兴之:一曰六德,知、仁、圣、义、忠、和……"(《地官司徒》)将"和"所蕴含的刚柔合宜、宽忍包容之意作为推重的六种德行之一。值得注意的是,《周礼》在此将其与乐文化联系起来:"大司徒之职……四曰以乐礼教和,则民不乖。"在乐舞的熏陶中让人们耳濡目染,懂得"和"的可贵,则不会再有乖戾悖理的行为。同篇中又一次强调说:"以五礼防万民之伪而教之中,以六乐防万民之情而教之和。"显然以"乐"导情是其主要方式。之所以如此,是因为"乐者,音之所由生也,其本在人心之感于物也。"(《乐记·乐本》)音乐对于人的感染力是超乎其他媒介之上的,故礼乐社会对于乐德非常重视:"以乐德教国子,中、和、祇、庸、孝、友。"(《春官宗伯》)其德之一即在于"和",从社会伦理的角度来说,再联系乐德中的其他内容,"和"之德显然在于人际关系的调谐、和睦,其中既有作为个体道德人格的宽容平和的品质,又有调节周边社会关系的方式方法。在《周礼》中,作为名词的"和"显然比动词"和"抽象、深刻得多。

相对而言,孟子对"和"的认识更为实用一些。孟子之所谓"和"主要有两种含义:其一,"天时不如地利,地利不如人和",这一观念影响深远,虽然立论在战争,实际上适用于一切具有斗争性质的群体性生活,昭示人们注意成员内部的同心同德、一致对外的重要性。另外一种观念实际上更为深刻,即将"和"作为圣人人格的标准之一。《孟子》中反复提到三类圣人人格:"居下位,不以贤事不肖者,伯夷也。五就汤,五就桀者,伊尹也。不恶污君,不辞小官者,柳下惠也。三子者不同道,其趋一也。""一者何也?"曰:"仁也。君子亦仁而已矣,何必同?"(《孟子·告子》)"伯夷,圣之清者也;伊尹,圣之任者也;柳下惠,圣之和者也。"(《孟子·万章下》)其中伊尹可视为成大事不拘小节的典型,伯夷可视为清正刚直的典型,都符合孟子一贯的政治伦理设定,而对柳下惠的标举则多少受到了孔子的影响。孔子称柳下惠:"降志辱身矣,言中伦、行中虑,其斯而已矣。"(《论语·微子》)但尚未将之拔高到"圣人"的层次,但孟子则对这一种人格类型赋予了相当难得的关注,他具体评论柳下惠说:"柳下惠不羞污君,不辞小官。进不隐贤,必以其道。遗佚而不怨,阨穷而不悯。与乡人处,由由然不忍去也。'尔为尔,我为我,虽袒裼裸裎于我侧,尔焉能浼我哉?'故闻柳下惠之风者,鄙夫宽,薄夫敦。"(《孟子·万章下》)认为他出仕为官不会以君主的昏庸为羞,不会因职位低微而辞官,身居高位时一定依据一定的标准推举贤能之人。怀才不遇也没有怨气,贫穷困顿也不忧愁。与一般乡人相处,也不以为意。对自己的人格相当自信,和任何人相处都能做到不受不良影响。因此,能够影响其他人,使得心胸狭隘的人变得宽容大度,禀性刻薄的人变得敦厚诚实。孟子提出,这一种人格,是可以像孔子一样做"百世之师"的圣人。这里虽然仍是从道德人格的角度立论,但显然比孔子的"和而不同"、《中庸》的"和而不流"更为具体和深刻,它体现出,经历了春秋、战国前期包括孟子在内的儒士们颠沛流离、报世无门的痛苦体验,儒家对最高人格的设定提供了更多的选择,也为后世儒士的出世入世提出了更为理性从而也更人性化的可能性路径。

相形之下,荀子对于"和"显然尤为重视,其书中,"和"字凡近七十见,大部分有其实际意义,其论证逻辑则隐然体现为:形而上之天—形而下之人—人集而为社会—运行社会之国家机构。首先,荀子认为,"和"是天地万物产生、运行的先天要素和自然准则:"列星随旋,日月递照,四时代御,阴阳大化,风雨博施,万物各得其和以生,各得其养以成,不见其事而见其功,夫是之谓神。皆知其所以成,莫知其无形,夫是之谓天。"(《天论》)"和"乃是自然界诸般要素的有机调谐,各种自然个体既是独立的,又是与其他个体共在的,互相影响,从共在中获得自己独特的位置,所以说是"各得其和以生"。而这种"天行有常"的自然规律要求人们在认识自然时做到"知天",透查自然的存在奥秘,获得对生活的指导,故云"官人守天而自为守道也"。而其中之一即为:"所志于阴阳者,已其见和之可以治者矣。"理解、认识自然之"和"的运行规则。其次,荀子认为,"知天"的目的在于"明于天人之分",即"天道自然"的静态自在状态与人类社会的主动性追求之间的差距。在这一层面上,他充分考虑到了人性的自然性质:"生之所以然者谓之性。性之和所生,精合感应,不事而自然谓之性。性之好、恶、喜、怒、哀、乐谓之情。"(《正名》)两个"谓之性"貌似有重复之嫌,有学者将前一个"性"释之为身体,从"精合感应"来看,身体的各个器官在精气的统谐之下自然而然相协调,非常符合"万物各得其和以生"的自然运行法则,故云"不事而自然"。"性"同"天"一样,都属于静态自在的状态,但人的这种静态自然却时常为各种"情"所影响:"凡人有所一同,饥而欲食,寒而欲暖,劳而欲息,好利而恶害,是人之所生而有也,是无待而然者也……目辨白黑美恶,耳辨音声清浊,口辨酸咸甘苦,鼻辨芬芳腥臊,骨体肤理辨暑疾养,是又人之所生而有也,是无待而然者也……"(《荣辱》)在人类社会群体生活中,"情"显然是一个极具危害可能性的因素,所以荀子反复强调"群居和一"的道理,要求遵守群体生活的准则。而所谓的"和一",乃是取法于天地自然:"上取象于天,下取象于地,中取则于人,人所以群居和一之理尽矣。"(《礼论》)从这个角度看,荀子所谓的"天人之分",并非单纯强调天人之别,而是追求更高层次的"人与天和",是天人合一的另类表达。其三,"人与天和"不能单纯依凭人的自觉,而是需要中介的引导。由此,荀子引出了儒家圣人的观念:"因天下之和,遂文、武之业,明枝主之义,抑亦变化矣,天下厌然犹一也。非圣人莫之能为。夫是之谓大儒之效。"(《儒效》)明确提出了大儒、圣人在天、人之间的超然地位。确立某种道德人格理想是儒家推行修身治世理念的一贯逻辑,圣人的修身方式则为实现道德人格提供了途径:"治气养心之术,血气刚强,则柔之以调和;知虑渐深,则一之以易良;勇胆猛戾,则辅之以道顺。"(《修身》)"福事至则和而理,祸事至则静而理。富则施广,贫则用节。可贵可贱也,可富可贫也,可杀而不可使为奸也,是持宠处位终身不厌之术也。"(《仲尼》)由此观之,修身的原则亦可概而言之曰"和",即综合平衡各种情绪,培养中正平和的心态。

　　由上可知,在荀子看来,"和"既是一种境界、一种状态、一种准则,又是一种行为方法,这同以往儒家的论述是一致的。但作为方法而言的"和"是一个中性词,其效果的善恶观乎行为动机和行为内容而定。这一点,荀子非常清楚,他指出:"以善先人者谓之教,以善和人者谓之顺;以不善先人者谓之谄,以不善和人者谓之谀。"(《修身》)那么,如何能保证"和"的动机与内容符合"人与天和"的原则、达到"群居和一"的目标呢?荀子提出了三个方面的标准和途径。其一,行"义"。荀子认为,人与其他自然形式相比有一个根本区别:"水火有气而无生，草木有生而无知，禽兽有知而无义，人有气、有生、有知，亦且有义，故最为天下贵也。力不若牛，走不若马，而牛马为用，何也？曰：人能群，彼不能群也。人何以能群？曰：分。分何以能行？曰：义。故义以分则和，和则一……"（《王制》）"分"即区分等级、尊卑之别，"先王案为之制礼义以分之，使有贵贱之等，长幼之差，知愚、能不能之分，皆使人载其事而各得其宜。然后使谷禄多少厚薄之称，是夫群居和一之道也。"（《荣辱》）而各等级区分之后也就有了各自的社会行为规范，即为"义"，"夫义者，所以限禁人之为恶与奸者也"（《强国》）。举例来说："调而不流，柔而不屈，宽容而不乱，晓然以至道而无不调和也，而能化易，时关内之，是事暴君之义也。"（《臣道》）即便臣事于暴君，亦可以坚持一定之"义"以维护个人的道德人格，在这里，实际是强调"和"的道德原则，与《论语》《中庸》显然是一脉相承的。其二，遵"礼"。"礼义"一般合而言之，其意相近，荀子有"礼别异"（《乐论》）之说，与前举以"义"行"分"大致一致，剖而论之，则"义"是行为规范，而"礼"则是行为表现，故荀子说"凡用血气、志意、知虑，由礼则治通，不由礼则勃乱提僈；食饮、衣服、居处、动静，由礼则和节，不由礼则触陷生疾"（《修身》）。以之论"和"，与《论语》所谓"以礼节之"差相仿佛。其三，合"乐"。如果说"义""礼"都是就人之理性而论，则"乐"乃是从情感出发。荀子非常重视"乐"的作用，在《乐论》一篇中，集中表达了他对此的关注："夫声乐之入人也深，其化人也速。"指出"乐"具有强烈的感染和熏陶的效果，"故乐在宗庙之中，君臣上下同听之，则莫不和敬；闺门之内，父子兄弟同听之，则莫不和亲；乡里族长之中，长少同听之，则莫不和顺"。而前文已经指出，荀子认为人之"性"是与天"和"的，而人之六情则是容易导致误入歧途的因素，所以"乐"对于六情的引导作用是至关重要的。所以他反复强调："故乐者，审一以定和者也……足以率一道，足以治万变。""故乐者，天下之大齐也，中和之纪也，人情之所必不免也。"综而论之，如果能够做到行"义"、遵"礼"、合"乐"，就能达到"故乐行而志清，礼修而行成，耳目聪明，血气和平，移风易俗，天下皆宁，美善相乐"（《乐论》）的理想境界，也就能够完成"上不失天时，下不失地利，中得人和"（《王霸》）之所谓"人与天和"的目标。

综上，荀子所论及的"和"，既有多重意义的表述，又有深层意蕴的阐发；既有哲学含义的辨析，又有理想境界的描画，还有行为方法、道德人格的准则和规范,儒家思想之所谓"和"在荀子这里得到了集中展示。

周敦颐在探讨人与自然关系时提出,人的生命活动是大自然的活动之一,人需要与大自然保持和谐一致,由此总结出了"人合自然,人事合天事,人道合天道,合则吉,悖则凶"的人与自然相处的原则。周敦颐"天人合一"的生态和谐思想,对于我们建设中国特色生态文明,促使人与自然的和谐相处,解决目前我国存在的资源危机、生态失和与环境恶化等问题,都具有积极意义。必须引导人们牢固树立节约资源、保护环境的意识,树立科学发展观,推动可持续发展,推动整个社会走上生产发展、生活富裕、生态良好的文明发展道路。

4. 道家论"和"侧重个人与自然的调谐　道家思想与儒家异质同源,都深受周文化熏陶,所以在论述"和"的思想时往往有其相似的痕迹;但另一方面,与儒家在伦理层面单纯强调"人和"不同,道家更重视"天和",这使得道家之论更具有形而上的哲学意义。

在老子对"和"的论述中,经常可以发现与孔子相接近的阐释。《道德经》一书中,"和"字凡八见,基本未脱"调和""和谐"之意,如"音声相和""六亲不和"等,但老子用"和"不是纠结于文字本身,而是将其置入一定语境中赋予更深层次的意味。在"有无相生,难易相成,长短相形,高下相倾,音声相和,前后相随"中,"和"的意义在于说明两种表面相互矛盾的因素和特征之间所存在的相反相成的关系;而所谓"大道废,有仁义。智慧出,有大伪。六亲不和,有孝慈",则是在论证矛盾的一方之中实际上孕育了同自身反方向的运动趋势。前者尚停留在史伯"以他平他谓之和"的层面,后者已经超越了孔子"以礼节和"的高度而表达得更具有哲学深度。同样,所谓"和其光,同其尘"的表述也隐含了近似的意义,光本身是显明、外现的,将其"和"即蕴蓄、遮蔽自然需要相反因素的调节。不仅如此,老子的《道德经》还以"和"为核心内涵,阐述了宇宙的自然哲学:"道生一,一生二,二生三,三生万物。万物负阴而抱阳,冲气以为和。"所谓"冲"即阴阳之和合,故亦名"冲和""中和"。由道产生的万物存在于阴阳二气之中,阴阳互相融合,处在和的统一状态中,阴阳二气的运动及相互转化也体现"和"的状态。人之生亦赖于这种"和"。

庄子对"和"之理念的重视程度不下于荀子,《庄子》一书中,"和"字凡五十余见，仅次于荀子。从文化渊源的角度来说，庄子同老子一样，并未完全摒弃周文化的印迹给予"和"观念的影响。《天下篇》大旨在条理先秦百家之学，也彰然标称："以仁为恩，义为理，以礼为行，以乐为和，薰然慈仁，谓之君子。"其论调与儒家如出一辙，更近似于与其时代相近的荀子。而他对于古圣先贤和经典之作的称颂则与先秦儒家、史家毫无轩轾："古之人其备乎！配神明，醇天地，育万物，和天下，泽及百姓，明于本数，系于末度，六通四辟，小大精粗，其运无乎不在。其明而在数度者，旧法世传之史尚多有之。其在于《诗》《书》《礼》《乐》者，邹鲁之士、搢绅先生多能明之。《诗》以道志，《书》以道事，《礼》以道行，《乐》以道和，《易》以道阴阳，《春秋》以道名分。"令人几疑其非庄子声口，但如从儒、道两家皆分流于周文化的角度而言，则又有其合理性。结合荀子的相关论述，可知"和"从情感角度进行阐释、与乐相联系、以"调谐"为基本意义乃是战国中后期思想界对于"和"的内涵与外延的理论共识。

庄子还提出了"和之以天倪"。庄子对于"和"的理解显然绝不仅限于此，他发扬老子从矛盾的统一性的角度来阐释"和"的传统，一方面，重新解读了"人和""天和"，并从哲学角度加以逻辑确认；另一方面，他从方法论的角度提出了"和以天倪"的命题。

在庄子看来，"和"的理念主要不是人类社会、伦理道德层面，而首先是宇宙自然的调谐，这来自商周时期朴素的宇宙本体论——阴阳学说"至阴肃肃，至阳赫赫；肃肃出乎天，赫赫发乎地；两者交通成和而物生焉"（《田子方》）、"四时迭起，万物循生；一盛一衰，文武伦经；一清一浊，阴阳调和"（《天运》）等均是阴阳学说的衍生理论，在这一本体观念引导下，两种原本相互矛盾的因素反而各自成就对方而且以此为基础化生出自然万物，即老子所谓"道生一，一生二，二生三，三生万物"，其实可以视为是对矛盾统一性的另类表达。宇宙自然的生成得力于"阴阳之和"亦即"天和"，"天和"表现在各个层面，譬若自然之风："泠风则小和，飘风则大和。"（《齐物论》）明乎此，则可以理解庄子之所谓"冥冥之中，独见晓焉；无声之中，独闻和焉"（《天地》）看似矛盾、实则表达矛盾之间关系的语言。但中国古代哲学思想并不关注宇宙本体论，而是将更多的篇幅用于讨论人自身，这种对认识论的执着在某种程度上影响了形而上的深度，但却因其对人的关注而具有了更多的形而上厚度。在这一意义上，庄子所重视的是"人与天和"："夫明白于天地之德者,此之谓大本大宗,与天和者也;所以均调天下,与人和者也。"(《天道》)"天地之德"也就是"阴阳之和",即表面上孤立存在、互不相关甚至互相矛盾的因素实际上保持着相反相成的关系。"人和"只是这种自然规律在人类社会的表现而已。《庄子》一书中,论及体验"天和"之处共有两段。一是问"道"："啮缺问道乎被衣,被衣曰:'若正汝形,一汝视,天和将至;摄汝知,一汝度,神将来舍。德将为汝美,道将为汝居。汝瞳焉如新生之犊而无求其故!'言未卒,啮缺睡寐。被衣大说,行歌而去之,曰:'形若槁骸,心若死灰,真其实知,不以故自持。媒媒晦晦,无心而不可与谋。彼何人哉!'"所谓"正形""一视"乃是指不被自然万物之间纷繁芜杂的诸般矛盾、联系所迷惑,专心体会其所蕴含的统一性与规律性,以致达到"形若槁骸,心若死灰"的程度,静寂肃穆,领悟表相之下的道之根本,表面上如新生儿般混混融融,实际乃是得悟大道之后的"真其实知,不以故自持",因体悟"天和"之大道而臻至"人和"之境界,而一旦与人的自我修养相联系,则是"敬之而不喜,侮之而不怒者,惟同乎天和者为然"的超然、笃定状态。

保持"天和"的人格修养境界自然非常重要,但在面对纷繁复杂的自然万物、社会人际事务时又要有具体的处理方式,因此,庄子从方法论的角度提出了"和以天倪"的命题。

"天倪",据郭象注曰:"天倪者,自然之分也。"成玄英疏云:"天,自然也,倪,分也。"亦即指自然的分际、界限。那么,什么是自然的分际?《庄子》一书中解释说:"何谓和之以天倪? 曰:是不是,然不然。"(《齐物论》)后文中又说:"齐与言不齐,言与齐不齐也,故曰无言。言无言,终身言,未尝不言;终身不言,未尝不言。有自也而可,有自也而不可;有自也而然,有自也而不然。恶乎然? 然于然。恶乎不然? 不然于不然。恶乎可? 可于可。恶乎不可? 不可于不可。物固有所然,物固有所可,无物不然,无物不可。非卮言日出,和以天倪,孰得其久!"(《寓言》)在这里,庄子采用将多种对立概念相调和的方式解说"天倪",实际上是指出,作为方法论的"天倪",从抽象意义上讲,就是矛盾的对立统一关系。庄子显然认为,人类由于认识的局限性,对于自然万物的"是"与"不是"的认定存在相当程度的不确定性,一方面,随着人类认识领域的不断延伸,"是"与"不是"之间存在互相转化的可能;另一方面,作为自然界的存在规律,并没有僵化不变的"是"与"不是"的界限。所以,所谓自然的分际,就是矛盾的对立统一,所谓"和之以天倪",即是按照辩证法的对立统一规律并采取发展的观点处理矛盾关系。之所以强调为"天",乃是提醒世人重新审视自然界无处不在的均衡协调关系和理念。在这一意义上,庄子显然比之前和同时代的其他人认识得更为深刻。

由此可见,先秦时期对于"和"的认识涵盖了宇宙生成、自然运行、人伦社会、道德修养、方法准则等各个领域,从而也引领了后世近两千年对于这一理念的总体理解和运用。汉代董仲舒提出:"和者,天之正也,阴阳之平也,其气最良,物之所生也。"(《春秋繁露·循天之道》)讲自然生成之道。明代张载指出:"有象斯有对,对必反其为,有反斯有仇,仇必和而解。"明辩证统一之法。道教讲"道贵中和"(《老子想尔注》)、佛教讲"因缘和合"(《楞严经》卷二),皆用之为宗教理论总纲;北宋理学认定"圣人之言,中和之气也"(《河南程氏遗书》卷十一),则是作道德境界的判断。凡此种种,都是对先秦"和"观念的引申,因此,先秦之"和"基本可以作为中华文明对于"和"范畴之理解的总体代表。

同时,就内涵而言,"和"既可以指称两种对立物象间的协调、和顺关系,又能够阐明同一事物中两种对立属性间的对立转化、矛盾统一的性质,既可以标识抽象理论认识深度,又足以作为认识宇宙自然、社会人生的方法论工具。因此,"和"无所不在,它是古代思想家、哲学家、自然科学家、社会学家的重要思想理念,也是中医学的思想原则之一。

(三)"中""和"相依

"中和"的形成是一个渐进的历史过程,是由"尚中""尚和"逐渐发展为"中和"的。"中和"的形成,原因是多方面的。"中和"的萌芽最早起源于孔子的"中庸",传统的"中"与"和"的观念被融会贯通,升华。"子曰:'舜其大智也欤?'舜好问而好察迩言,隐恶而扬善。执其两端,用其中于民,其斯乃舜乎。"这句话可以视为孔子对于"中庸"的理解。而孔子对中庸从理论到实践都做了全面的阐释。孔子视中庸为"至德",将中庸成为一种德行标准。另一方面,孔子将中庸定义为"过犹不及",遂使中庸成为一种方法论原则。如此,中庸便涵盖了道德与行为方式两方面的内容,将知与行合一。然而中庸虽然被孔子赋予方法论的意义,但孔子时期的儒家学说在整体上并不像道家学说那样有一个完整的理论体系与思维模式。因此,中庸尽管被孔子已提升至哲学范畴,却仍然带有浓厚的经验色彩和偏重于实践的特点。换言之,中庸是一种思想但并不是一种完善的哲学概念,在思维层面上仍然需要进一步完善之。

战国初期,孔子之孙子思将中庸真正的发展为一种哲学理论而成"中和"。在《中庸》一书里,子思将孔子的中庸进行了充分的扩展、充实和完善。如前所述,"中""和"两概念早在孔子及孔子之前就已出现,但是,把两者结合起来构成一个哲学概念的却是子思。《中庸》曰:"喜怒哀乐之未发,谓之中;发而皆中节,谓之和。"并提出要"致中和"。

从"中"与"和"的内涵来看,其两者的结合,在本质上是礼与乐的融合。礼,是指各种礼节规范,万事不缺、不过,节而有序,追求恰当、适宜,是为"中";乐,指音乐与舞蹈,对天地自然的和谐的追求与效仿,是为"和"。

另一方面"中和"的内涵远远不止于人类的社会关系,这种结合更包含了宇宙间万事万物所存在的一种关联。

《礼记·中庸》较早地阐释了"中"与"和"的概念:"中也者,天下之大本也;和也者,天下之达道也。"朱熹进一步阐释为"中为道之体""和为道之用",将中和思想提升到了哲学的高度。

各家关于"中""和"关系表述可大体分为三类:一是道理和准则。如董仲舒谓:"中者万物之达理也,和者天地之大美。"石介谓:"和谓之至道,中谓之大德。"马端临谓:"盖中者,佛法之异名,而和者,六度万行之总目。"二是人的内在属性。如朱熹曰:"盖中者所以状性之德而形道之体,和者所以语情之正而显道之用。"三是相辅相成的依存关系。谭嗣同云:"虽无过不及也,有不滞之机焉,故曰和。""虽不滞也,有无过不及之则焉,故曰中。"如朱熹云:"以其体而言之,则曰中;以其用而言之,则曰和。"黄宗羲云:"致中独能位天地,致和独能育万物。"贾餗云:"中也者,表天地之交泰;和也者,象德化之优柔。"分别从"有无过不及"、"体"和"用"、"位"和"育"、"天地"和"德化"等方面阐释了"中""和"的作用。

"中"是一种个体的境界,"和"是一种群体的状态。无"中"难以成"和",不"和"则"中"无以为存,"中"与"和"相互依存而成"中和"(表1-1)。

表 1-1 "中"与"和"骈体文词条

中	和	年代	作者	著作
喜怒哀乐之未发,谓之中	发而皆中节,谓之和	战国时期	子思	《中庸》
中也者,天下之大本也	和也者,天下之达道也			
中者,万物之达理也	和者,天地之大美	西汉	董仲舒	《春秋繁露》
中,犹忠也	和,刚柔适也	东汉	郑玄	《三礼注》
中是非外之名	和是顺从之目	唐	阙名	《太上灵宝升玄内教经中和品述议疏》
中也者,表天地之交泰	和也者,象德化之优柔	唐	贾𫗧	《中和节百辟献农书》
中谓之大德	和谓之至道	北宋	石介	《徂徕集》
中者,道之体	和者,道之用也。	南宋	胡宏	《知言》
未发之时能体所谓中	已发之后能得所谓和	南宋	朱熹	《朱熹文集》
中而不倚,则非执一之中	和而不流,则非不恭之和			
中者,言寂然不动者也	和者,言感而遂通者也			
以其体而言之,则曰中	以其用而言之,则曰和			
盖中者所以状性之德而形道之体	和者,所以语情之正而显道之用			
中便是"大德敦化"	和便是"小德川流"			
致中,欲其无少偏倚,而又能守之不失	致和,则欲其无少差缪,而又能无适不然			
盖中者,佛法之异名	而和者,六度万行之总目	元	马端临	《文献通考》
中即诚	和即正	清	黄宗羲	《明儒学案》
致中独能位天地	致和独能育万物			
自戒惧而约之,止能致中	自慎独而精之,止能致和			
中,未发之性也	和,中节之情也	清	李光地	《榕村语录》

（续表）

中	和	年 代	作 者	著 作
虽不滞也,有无过不及之则焉,故曰中	虽无过不及也,有不滞之机焉,故曰和	清	谭嗣同	《谭嗣同集》
而道莫正于中	德莫大于和	清	唐晏	《两汉三国学案》

二、尚中和

中和思想植根于中华传统文化,是极具特征性的哲学思想。在数千载的文化长河中,"中和"扮演了或深隐,或易见的不可或缺的角色,影响着国人对事物与世界的认知,影响着我们的思维方式和行为准则。实际上,"尚中""尚和"而"中和"的过程存在着其必然性,"中"是对自然、天、人自身规律的认识,而"和"是对三者之间关系的描述,也就包括了社会体系、人际关系等,所以"中"与"和"的结合本质上是源于人们对社会关系的认知,可以说中和思想的形成既是历史发展的必然,也是现实政治的需要。

说起"尚中和",就不得不提及"和同之辩"。"和"与"同"乃中国古代哲学中相互对峙的两个范畴。我国最早探讨"和同"辩证关系的是西周末周太史史伯。史伯认为只有保持矛盾对立因素的多样性及和谐和统一,事物才能够发展,若"去和而尚同",也就是只维持矛盾对立因素的单一性与一致性,事物就不能发展。和同之辨的本质旨在表明"和"与"同"的区别——"夫和实生物,同则不继。以他平他谓之和,故能丰长而特归之。若以同碑同,尽乃弃矣。"(《国语·郑语》)和是差异间的相互结合而形成的统一,而同是排斥差异的直接同一。

在后世的哲学发展过程中,越来越多的思想家开始"尚和去同"。而对这一观念最为执着,而认识最为深刻的莫过于儒家思想。前文所提及的"中庸"就是对"尚和去同"的最佳论述。

先贤崇尚"中和",尊其为六德、八行与九事。六德,即《周官·大司徒》:"一曰六德,知、仁、圣、义、中、和。"八行,即《金史》卷五十一:"八行者,乃亡宋取《周礼》之六行孝、友、睦、姻、任、恤，加之中、和为八也。"九事，即《太玄经》卷八："一为规模……五为中和……杀生相午，中和其道。"汉代的刘歆谓："易尚中和。"扬雄《法言》谓："立政鼓众，动化天下，莫尚于中和。中和之发，在哲民情。"

中国古代，"尚中和"的思想影响着人们的方方面面。最为突出的体现莫过于中国人"天人合一"的思想。"天人合一"，语出北宋张载的《正蒙》。但"天人合一"的观念却起源于原初祭祀上天的意识。"天人合一"中的"天"，原意指人头，后来泛指自然界和自然规律，是与人、人类相对应的概念。"天人合一"中的"人"，指的是人事、社会，主要指相对于自然界的人类。"天人合一"，是中国人心目中的理想境界。天代表了宇宙大自然，也是人类所赖以生存的大地空间，是一个客观的存在，主观的人生又不能离开客观的自然界，因此，如何与它和谐相处，也就成为一般人所关切的问题，我们祖先不但早就加以探讨，而且具有很深的体会，"天人合一"其实就是"中和"的最高境界。

中和思想对于中医学的发展极为重要，遗憾的是，学界目前对其内涵没有形成统一的认识。言及"中和"往往人为地缩小和局限了它的内涵，这既是对研究的束缚，也在一定程度上曲解和误读了"中和"。

至《周礼》较早地提及中和思想，后世《论语注疏》《孔子集语》《孟子注疏》《明儒学案》《朱熹文集》等儒学典籍；《缘生初胜分法本经》《大哀经》《祖堂集》《长阿含经》《大方便佛报恩经》《入楞伽经》等释家经书；《太上洞玄灵宝中和经》《老子河上公章句》《庄子》《道枢》《云笈七签》《太平经》等道家著作以及《管子》《淮南子》《荀子》《传习录》等古籍均对中和思想有所阐述。

第二节　中和为生生

宇宙万物生生不息，繁衍不已，关键在于世间的变化规律，也就是"易"。太极是天地未分、万物未生之前的元气。"易有太极，是生两仪。两仪生四象，四象生八卦。"自然是一个以生生不息为目的的过程，也就是《易·系辞上》所谓的"天地之大德为生""生生之谓易"。而阴阳二气的感通，也就是老子所谓"冲气以为和"，也就是阴阳二气相交产生的"冲气"——中和之气所反作用调节的。因此，没有中和，就没有了世间万物的纷繁变化，没有了生生不息的世界。

一、乐：黄钟大吕奏中和

中和之于乐，中和引生韵律，韵律演绎中和。中和思想对古代音乐的发展有着深远的影响。这种影响最主要表现在音乐创作和审美的指导思想上，"乐而不淫，哀而不伤"的思想，强调了音乐的教化作用及音乐与政治的关系，认为音乐应中正无邪，以宣扬仁德、礼义为己任。中和的思想决定了中国古代音乐的理论基础，而中国古代音乐又是人们追求中和的一种体现。

中国音乐有着悠久的历史，最早发端于原始人类的生产活动，与社会经济的发展和各国文化的交流密切相关。商周时期我国的音乐发展已经初成体系。《礼记·乐记》已经有关于音乐理论的记载："凡音之起，由人心生也。人心之动，物使之然也，感于物而动，故形于声。声相应，故生变，变成方，谓之音。比音而乐之，及干戚、羽旄，谓之乐。"这句话是说所有的音乐，都源于人内心的感动，人内心的感动是被外物感染而激起的，所以这种感动在声音上体现出来了。不同的声音之间都有着差别，这些差别趋于规律时，声就成了音，将不同的音排列，就成了乐。

音乐源于心而用于心这一观点启发了中国古代思想家们以礼乐教化民众，引导思想。前文提到，商周时的人们已经认识到七情六欲，万事万物皆要适度。春秋时期的思想家们更加地充分认识到音乐活动与政治伦理之间的密切联系，思想家们便将"中和"视为世间的最为重要的一项原则，同时建议统治者进行适度的、有规划的音乐活动，通过"中音""和声"来表现"中和"。这也是周时期，完善的礼乐制度的基础。

是时，百家争鸣，统治阶层崇尚学识，因此，思想家的想法很快就影响到统治者。以"礼"制乐，以"乐"昭德顺理成章地成为当时统治阶层的主流思想。周代统治阶级就十分重视音乐，把音乐看作是统治国家的重要工具，设立专门的音乐机构"大司乐"，掌握着音乐教育和执行礼乐的职能。在《周礼·春官·大司乐》中有这样的一段记载："以乐德教国子，中、和、祇、庸、孝、友。"所谓乐德,是指古代音乐教育中的中、和等六种品德,这六种品德决定了当时音乐创作的基调,而六德的前两位就是"中"与"和"。

到了汉魏六朝时期,音乐发展已从礼乐更多的发展向艺术的境界,各类音乐理论也不断发展。其中,以关于琴的音乐理论最有代表性,仅琴赋(包括琴铭、琴赞)就有十余篇之多,主要涉及对古琴起源的考略、古琴制造技术、演奏技法等,以及著名琴家的琴论等方面,论述比较丰富。作为这一时期著名的琴家及音乐美学家嵇康对琴更是有着独到的认识与深入的研究。其所作《琴赋》从三个不同的方面强调了中和思想在琴这一艺术上的体现,从古琴制作材料的"器和"、到音乐自身的"音和"以及再到听众由"音和"而产生的思想上的"德和",三者相互影响,共同构成了嵇康琴乐思想全面的中和思想。

而后世的音乐作品始终受到礼乐影响,以"中和"为名的舞蹈、乐曲更是比比皆是。唐德宗李适自制《中和舞》;宋代有《霸王中和乐》《马头中和乐》《大打调中和乐》《封陟中和乐》等杂剧;明清两代的皇家仪式乐曲均有《中和韶乐》,作为宫廷仪式活动的乐曲。据《清史稿》记载皇宫的"三大节""常朝"及"皇帝升殿"和"还宫"等仪式"俱奏中和韶乐"。

朱熹曰:"中和不存,谓之无礼乐可也。"《草木子》卷二引用古人:"心和则形和,形和则气和,气和则声和,声和则天地之和应之矣。安得知礼乐大意之人。"可见礼乐与"中和"密切关系可见一斑。

宋代的王安石与司马光虽政见向左,但均认为"中和"与"乐"浑然一体。王安石谓:"乐者,天下之中和。"司马光谓:"夫中和,乐之本也。"我国乐律学著作《律吕精义》将"中""和"与"商、角、徵、羽"并称为六声,并认为"夫乐者,中和之道也"。清人毕沅编言:"清不可太高,重不可太下,使八音协谐……乃中和之谓也。"这与《律吕精义》的"乐舞合节谓之中和"如出一辙。综上可见,"中和"为"乐"的符号,它既是音律的基本组成部分,也是衡量艺术的标准和礼乐所传递的文化追求。

二、道: 道法自然依中和

中和之于道,道法孕生中和,中和升华道法。在中国古代,不论是哲学流派,还是宗教,都与"中和"这一思想有着密不可分的关联,哲学思想的发达孕育了中和的认识,中和的追求升华了人们对于道的追求。

"中和"为"道"之体用,是道理、准则和方法。这种准则和方法自先秦时期逐步发展,直至宋代以后基本形成。《荀子·王制》曰:"中和者,听之绳也。"①绳为准绳之意,而中和作为准绳极具普适性,如欧阳询所谓"举措必于中和"。石介在《徂徕集》中更将"中和"的适用范围设定为"天下",曰:"中和,而天下之理得矣。"自古得民心者得天下,《樾溪居士集》称"中和之理,盖民心所固有者也",《周易述》将中和作为民心的固有组成,由是"言有盛德,行中和……莫不美命为王也"②,如《南齐书》所云应当"允执中和,以莅苍生"③。只有履中和之道,才能"上以严配祖宗……道适中和,灾害不生,祸乱不作"④。是故"文章本贞雅,道义守中和"⑤,恪守中和之道绝非易事,需"既高绝俗之姿,能履中和之道",或有"菩萨行中和忍空忍顶忍不退转忍"⑥的境界。

中国古代的本土宗教并不发达。究其原因,一方面与神话传说的内容有关。中国古代的早期神话中,虽有"女娲造人"等高于人的形象,但此类形象往往人神的界限并不清晰,人们的意识中难以形成万物之主的概念。另一方面,中华文明发祥于长江黄河流域,风调雨顺,环境温和,人们对于自然的认知较为理性,人们得以更好地思考自然的规律,认识自然。基于此种,中国古代的学者贤士很早就已经开始关于人和自然、宇宙的思考。也正是由于这样的思考,中国古代哲学的兴起要远远早于欧洲,发展迅速,这在本质上也符合人们的精神需求。

早在春秋时期,中华民族就已经进入了哲学蓬勃发展的时期。诞生了儒家、道家、法家等不同的哲学流派。每一学派都有着自己完整的理论体系,也有着对于自然、宇宙的不同观点,也正是从这个时期开始,"中"从简单的方位描述,上升为哲学的概念,渐渐地成为一种状态、一种境界的描述。选用"中"

①　房玄龄.晋书[M].北京:中华书局,2000:436.
②　惠栋.周易述[M].北京:九州出版社,2005:46.
③　刘毅.南齐书[M].北京:北京燕山出版社,2010:80.
④　刘毅.旧唐书[M].北京:北京燕山出版社,2010:128.
⑤　周绍良.全唐文新编(第1部第2册)[M].长春:吉林文史出版社,2000:971.
⑥　《中华大藏经》编辑局.中华大藏经(汉文部分第20册)[M].北京:中华书局,1986:922.

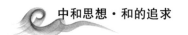

来描述一种理想的状态、境界与人们的追求有关。

关于"中和"，最具代表性的即为儒家思想。儒家学派由孔子创立，倡导以人为文明核心的思想，提倡中庸。孔子嫡孙子思作《中庸》，对中和思想有了较为完整的论述。《礼记·中庸》云："舜其大知也欤，舜好问而好察迩言，隐恶而扬善，执其两端，而用其中于民，其斯以为舜。"执其两端，就是中庸思想的体现。世间万事万物，皆要从对立矛盾的关系中去认识，并不断地解决矛盾，扬抑善恶，"用其中于民"。儒家学说摒弃了"同"与"不同"的绝对而更加推崇多元统一的含义。

道家学派是春秋时期另一大哲学学派，以"道"为核心，认为天道无为，主张道法自然，提出道生法、以雌守雄、刚柔并济等政治、军事策略，具有朴素的辩证法思想，是"诸子百家"中一门极为重要的哲学流派，存在于中华各文化领域，对中国乃至世界的文化都产生了巨大的影响。

道家的起源，可以一直追溯到泰古二皇、春秋时期。老子集古圣先贤之大智慧，总结了古老的道家思想的精华，形成了无为、无不为的道德理论。若说儒家的核心思想是仁的话，那么道家的核心思想便是自然。在历史的发展过程中，道家与儒家相互影响，又相互对立，但道家的思想中，也很容易找到"中和"的痕迹。

道家主张以"道"为中心的理论体系，《老子》中有曰："人法地，地法天，天法道，道法自然。"老子之道是论述的是天、地、人三者间所存在的规律，即自然之道。其核心思想是坚持事物的自我调节，无亲无疏，依乎天道，大公大慈，导人向善，而万事万物皆遵循自然之道，就是"和"的最好释义。达到这一境界的方法则是"守中致和"。

道家的学术思想在很多领域也都体现了"中和"。道家在政治上提倡三位一体的阴阳互补结构，以人民、社会的自然需求形成三元制约、上下反馈的自调节机制，君执一无为而逸，臣依自然导恶向善、去浊留清，这样百姓不会为政权而限制，还能够通过政权体现自己的主动创造精神，最终为君服务。在道家看来，致中和，就是要"无为""清静"，内蕴帝王之术，八极之表，才能由小成大，以微成著。因此，外"无为"而内"有为"，才是帝王之政直承"天道"至为高明之处。

自春秋之后，"中和"的这一中心思想对后世学者的观点产生了深远的影响。众多名仕、著作都认为应将"中和"作为世之"道"，即为人处世，修身养性，齐家治国的准绳。

湖湘学派奠基者胡宏在《知言》将中和视为"道"之体用"离和无中，离达道无大本"。天师道创始人张道陵指出："道贵中和，当中和行之，志意不可盈溢违忘中和以统物，咸日用而不失。"①这与朱熹认为的"老子之道器中和"、李尤认为的"合欢黄堂，中和是遵"异曲同工②，均凸显了中和之为道的意义。天师道，继承了黄老学说的核心，更加推崇道法自然，并逐渐发展为本土最早的宗教派别。在百家证明与融汇管通下，"中和"为"道"之体用，成为道理、准则和方法。

早期的哲学思想中对于"中和"的认识，来源于先贤对自然规律，万物之宗的思考，也深远地影响着后世社会人文的发展方向，可以说中华民族崇尚中庸之道与此有着密不可分的关联。而正是人们对于"中和"的推崇，也加深了人们对"中和"本质的深层理解。

三、德：天地至德顺中和

德的本意为顺应自然、社会和人类客观规律去做事。不违背自然规律发展去发展社会，提升自己，往往被引申为为人处世的准则，引申为内心的情感或者信念。道与德可以说是同一概念的不同层次。德是考量一个人素质、修养的基本参考，而如果一个人自身的准则有着丰富的内涵，适合于这个社会，能够成为众人效仿的参考，就成了道。前文所讲，中和之于道，道法孕生中和，中和升华道法。那么，中和之于德，就是中和之道于人自身修为的体现。

古人曾以"中和"分析孔夫子的姓名含义，认为"仲"就是"中也"，"尼"就是"和也"，取名仲尼是因为孔子有"中和之德"，而"中和"是"天地之美德达理"，孔子作为圣人理应"所保守也"，从德的视角阐述了中和的内涵。子曰："中庸

①　张泽洪.道教礼仪学[M].北京：宗教文化出版社，2012：227.
②　吴玉贵，华飞.四库全书精品文存 12[M].北京：团结出版社，1997：285.

之为德也,其至矣乎! 民鲜久矣。"这句话是在说,中庸作为一种德,该是最高(层次)的德了! 而人们长久以来恰恰缺少的就是这种德。由此可见,儒家思想中,"中和"是占有很大比重的,从道至德,而中和这种思想作为一种道德观念,更是孔子和儒家尤为提倡的,甚至将这种德,评价为最高层次的德行。

中和为至德之一的观点并非孔子一人之观点。《周礼·师氏》中有言"至德"是"以三德教国子"的"道本"。东汉末年儒家学者、经学大师郑玄对此注释曰:"至德,中和之德,覆焘持载含容者也。"将覆盖、焘育、秉持、承载、包含、容纳等含义赋予中和,可谓"人生禀五常,中和为至德"。明代大儒朱熹也认为:"至德,谓德之全体,天下道理皆由此出。"说明了至德的作用和范围,而推崇中和之德的目的是"抱瑰伟之奇才,蕴中和之至德",朱熹言:"教人不失其中和之德而已。""殊不知聪明、果敢、正直、中和,亦是才,亦是德。""资大孝而立身,蕴中和以成德。"可见,德的范畴包含中和,中和为德的一种。

司马光所编纂的《资治通鉴》中对"三家分晋"这段历史评述时有这样一句话:"正直中和之谓德。""正",公正无私,正直不虚伪,而"中和"就是说一个人处事要中庸,不能极端,懂得调和,注重全局,不能偏执,有这样心境的人才称得上有"德"。

其实,纵观中国古代传统道德观念中,我们也不难发现中和思想的影响。礼、仪、廉、耻四大道德观念,最早载于《管子》。《管子》牧民篇:"仓廪实,则知礼节。衣食足,则知荣辱……国有四维,一维绝则倾,二维绝则危,三维绝则覆,四维绝则灭。倾可正也,危可安也,覆可起也,灭不可复错也。何谓四维? 一曰礼,二曰义,三曰廉,四曰耻。礼不逾节,义不自进,廉不蔽恶,耻不从枉。故不逾节,则上位安。不自进,则民无巧诈。不蔽恶,则行自全。不从枉,则邪事不生。"所谓"不逾节",是说人们不超过应有的规范,这里的规范,既可以视为社会的法度,也可以视为自然的道法,人们对自我修养有约束,不放纵,本身也是"中和"所追求的境界。

因为中和为德有着重要的作用,所以古人经常将"中和"与"德"相连使用以形容人,如:"惟君器周大雅,德备中和。""伏惟相公正始敦风,中和执德。""孝悌修身,中和植德。"同时用来形容执政者,如"恭以某官天材果艺,德履中和""恭惟某官政先平易,德懋中和""徐州节度使赟禀上圣之资,抱中和之德"

"我皇上德蕴中和,业隆继述"等,大量文献均以"中和"为"德"进行褒奖。

四、性：发而中节性中和

"中和"是中国古代贤达之人所追求的性情。《明儒学案》言"中和,性也",清代康熙时期的重臣李光地对"中和"之性情有进一步阐释："中,未发之性也。和,中节之情也。"与《中庸》所云如出一辙。在李光地看来,"中"不仅是隐忍喜怒哀乐,不将情绪肆意宣泄,而其本身就是一种性格,内敛,调达。情绪未发为中,"发而中节"是和,这样的观点看起来似乎矛盾,但实际上,这本身就是中和思想的体现。中,即为不极端,隐忍喜怒哀乐不发,其实也是一种极端,一种向内的极端,这与"中"的追求不相符合,因此要"发而中节",这一点才真的符合人类的自然情感,万物皆顺其自然,调节有度,才是"中和"真正的追求。只有这样的性情,才是"中和"之性情。黄宗羲认为："不待安排品节,自能不过其则,即中和也。"

很多文献亦将中和直接解释为"性"或"性情",如朱熹言："中和以性言,寂感以心言。"注引游氏曰："以性情言之则曰中和,以德行言之则曰中庸。"同时强调："然中庸之中,实兼中和之义。"黄宗羲认为："盖'中和'二字,是子思抽出性情中纯粹无杂义,率性君子入道存养之始功。"强调了"中和"的纯粹性和在人的发展中的基础作用。李颙言："性情中和,便是好性情。""性情中和的人,见之施为,无不中。"从自身和对家庭的影响阐释了性情中和的重要意义。王安石认为："中和之情,通乎神明,故圣人储精九重而仪凤凰,修五事而关阴阳,是天地位而三光明,四时行而万物和。"从更加宏观的视角强调了"中和"之"性"的作用。古代的贤者之所以能够收到人们的敬仰,是因为他们身上拥有着被推崇的特质。而中国古代的"中和"也正是贤者们崇尚的一种境界。

五、态：千姿百态绘中和

中和思想影响着中国古代人民的生活状态,"中和"同样也是人们所追求的一种状态。"中和"体现在古代人民生活的方方面面,不论是达官显贵,还是文人墨客，抑或是平民百姓，都对"中和"有着执着的追求。

"中和"影响着人们的生活习惯。"日出而作，日入而息"来源于先秦《击壤歌》，描写了劳动人民朴素的生活及赞颂太平盛世，每日看着太阳作息，或劳作或休息。生活简单，无忧无虑。从另一角度我们可以看出，中国古代人民追求的是劳逸适度，事事有节的生活。

"中和"的状态还体现在中国古代的设计工艺上。从很多出土文物中，我们不难发现，中国古代器具设计都有"隐而不显""包容洗练"的思路，外貌简单而内涵精巧，达到了一种和谐的状态。这种设计讲究充分体现了"中和"的思想：发而有节。很多明式家具，秉承了自夏、商、周、战国、汉唐以来造器情愫和形态范式的雏形；其桌、几、凳、床、橱、案等均完成了人类追求平和、自由的生存观，使人际关系渗入内涵的语意中。最终，致使明式家具以极其考究的硬木造器，呈现出凝重、简约、精巧、端庄之风格著称于世。

不仅是日常生活，很多"中和"是古代先贤追求的美好状态。明末清初经学家、史学家、思想家、地理学家、天文历算学家、教育家黄宗羲有云："致中和，止至善之云也。"将"中和"与"至善"的境界相联系，并指出"若真能致中和"，则没有"不位天地""不育万物"的道理。程颢、程颐进一步阐释为："若致中和，则是达天理。"

若不能致"中和"的状态，《虎苑》卷下言："势极则反，必然之数耳。"因为失中和则天地不得位，万物不得育，导致"山崩川竭""胎夭失所"，甚则因为"中和"毁，则出现《法句经》卷下所描述的"世无不毁"的状态，从反面印证"中和"为态的重要性。

对于如何达到"中和"之态，先贤各有阐发，但不离自我的约束和提升。《老子河上公章句》言达到"中和"之态是戒除三种不良奢欲。一是"甚"，即"贪淫声色"；二是奢，即"服饰饮食"；三是"泰"，即"宫室台榭"。如果做到去此三者，就能"处中和"，实现"天下自化"。黄宗羲认为达到"致中和"的状态"全在慎独""慎独即是致中和"。邹守益也有同样的观点："恻隐、羞恶、辞让、是非，无往而非良知之运用，故戒惧以致中和。"李光地通过颜色的分类将"戒惧""慎独""致中和""天地位，万物育"分别匹配为黑、白、黄、红，以此将四者联系起来，将"慎独""戒惧"认为是"致中和"的前提。

"中和"之于态还有一点十分显著的表现即是历朝历代达官贵人对于养生的追求。养生,摄养身心,中国自古不乏关于"养生"的论著。这些论著从养生的宗旨、理论、指导思想等立论,全面分述各种养生方法,有的涵盖广泛,有的专于一途,有助于人们了解养生理论,并指导一般的养生,如汉代魏伯阳《周易参同契》、梁代陶弘景《养性延命录》、唐代孙思邈《孙真人养生铭》、宋代陈直《养老奉亲书》、元代李鹏飞《三元延寿参赞书》、明代高濂《遵生八笺》及胡文焕《寿养丛书》、清代曹庭栋《老老恒言》等。各家论述虽有不同,但基本都离不开"守中致和,舒常调达"的中和思想。

此外,我国古代的一些科技发展中也体现了"中和"的思想。著名的水利工程都江堰位于岷江由山谷河道进入冲积平原的地方,它灌溉着灌县以东成都平原上的万顷农田。原来岷江上游流经地势陡峻的万山丛中,一到成都平原,水速突然减慢,因而夹带的大量泥沙和岩石随即沉积下来,淤塞了河道。每年雨季到来时,岷江和其他支流水势骤涨,往往泛滥成灾;雨水不足时,又会造成干旱。远在都江堰修成之前的二三百年,古蜀国杜宇王以开明为相,在岷江出山处开一条人工河流,分岷江水流入沱江,以除水害。

秦昭襄王五十一年(公元前 256 年),李冰为蜀郡守。李冰在前人治水的基础上,依靠当地人民群众,在岷江出山流入平原的灌县,建成了都江堰。水利工程充分利用当地西北高、东南低的地理条件,根据江河出山口处特殊的地形、水脉、水势,乘势利导,无坝引水,自流灌溉,使堤防、分水、泄洪、排沙、控流相互依存,共为体系,保证了防洪、灌溉、水运和社会用水综合效益的充分发挥。都江堰不是个例,在很多的水利工程中,我们都可以看到设计者因势利导的思路而不是严防死堵,这其实也是"中和"调达思想的一种体现。

六、政:发政施仁鉴中和

"中和"对中国历代的政治都有着深远的影响。一方面,统治者在立法定策时或多或少的都在受"中和"的思想影响;另一方面,"中和"也成为很多统治者、政治家所追求的政治理想。他们将世道"中和"作为治理的目标。

中和之于政,较早体现在周时期的礼乐制度中。西周时期,由于哲学思想的蓬勃发展,政治行为也受到了很大的影响。彼时,中和思想成为王权的基本法制思想,并将这种思想付诸法制实践中。西周时期的法律制度并不是全社会的统一的,而是对于不同的阶层,不同的宗族使用不同的法律制度,即使具有较为普遍效力的礼和刑罚也主张"礼不下庶人,刑不上大夫"。对于这一点,有很多人认为这样的表现并没有体现"中和",相反这种法律制度导致了社会的分离,对于阶层的区别对待是极端的表现。但实际上,对于西周时期的法律制度,并不能用现在社会人人平等的大背景去考量。对于当时的社会制度介于奴隶制与封建社会之间,所以我们要将阶级分化明确作为社会背景。在阶级分化明确的社会,分阶层而治不仅不会激化矛盾,反而会更好地使社会稳定,即"中"的状态。同时,不同阶层的制度不是孤独分立的,而是组成了有机的整体,可以说是多元法律的有机结合,充分调和各阶层间的关系,而达到"和"的状态,这样法律制度充分体现了统治者对"中和"的实践。

西汉时期的官吏、学者扬雄继承发扬了道家思想,构建了"中和"的政治理论。扬雄所著《法言》一书,仿《论语》而成,就是其对政治观点的论述,而其理论的基础便是中和思想。他指出,人类社会的法治之道应遵循"中和"这一自然之道,提出"立政鼓众、动化天下,莫尚于中和"的思想观点。在他看来,政治的最高原则应是"甄陶天下者其在和乎!过则白木瓦(燥)柔则坏(湿)。龙之潜亢,不获其中矣。是以过中则惕,不及中则跃,其近于中乎!圣人之道譬犹日之中矣,不及则未,过则昃"。除此之外,他还提道:"茫茫天道,昔在圣考,过则失中,不及则不至。"天道圣道皆为无过非不及的中和之道,因而也是甄陶治理天下的根本之道。可以说,中和思想构成了《法言》的思想基础,而《法言》所追求的理想政治便是中和政治。

汉代以后,中国社会进入了"独尊儒术"的时期,而儒家思想也越来越多地影响着政治家们。历朝历代,不论是君王还是臣子,都在有意无意地将中和思想运用于政治仕途,中国古代的政治整体上形成了一种"中和"之风。《宋史》卷三百四十六和《续资治通鉴》卷八十七均有"本中和而立政"的观点。此外,《全唐文》载有"政建中和,金声玉振""政成中和,播为颂歌""文之典咸秩,中和之政",从执政、为政的角度阐发中和的含义。"中和"为"政"关乎民生,应当"允执中和,以莅苍生","推广中和之政"可以"抚绥疲瘵之民"。相反若政失中和，则"水旱年年勤父老"，甚至"彗星出，为饥兵"，若是"臣下失中和"，也是不祥之兆，"出彗星扫之"。

历史上有大量文献也都显示了古代政客对于"中和"的追求。《汉书·公孙弘卜式儿宽传》有这样一段记载：汉武帝时期，儿宽任御史大夫，汉武帝与众臣讨论封禅泰山之事，儿宽觐言："惟天子建中和之极……以顺成天庆，垂万世之基。"建议汉武帝行至高至正的中庸之道。《初寮集》卷五有"恭惟皇帝陛下道心渊静，圣政中和"。《续资治通鉴》言："陛下改元诏旨，亦称思建皇极，端好恶以示人，本中和而立政。"《全唐文》："无文之典咸秩，中和之政惟醇。邦国之鸿徽克播，帝王之盛事毕陈。""朕率理道，靡敢荒宁，思致中和，以康亿兆。"《读通鉴论》卷二十有言："而持天下于心，以建中和之极，故曰'汤、武身之也'。"将"中和"为政的统治者比作商汤、周武。唐代时期，唐僖宗曾直接以"中和"作为年号（公元881年7月至公元885年3月）。

不仅是君王，在普通官员中，也往往以"中和"为施政之上策，此类记载同样颇多。宋代刘才邵所作《樗溪居士集》中就有记载："某敢不钦奉诏条，恪居官守，宣布中和之政，誓殚凤夜之勤。"龚明之所撰《中吴纪闻》中有"程咏之宰昆山，其政中和，有古循吏风"之言；《漫塘集》"以某官恺悌存心中和布政"；《毗陵集》"宣布中和之政，抚循雕瘵之民"等。可以说，"中和"为政是百姓、统治者和各级官员共同追求的政治理想。

七、味：五味合化品中和

味，从口，未声，"味，滋味也"（《说文解字》）。据《汉典》所载，可将味解释为三层含义：一表示舌头尝到的感觉，即味觉，如《吕氏春秋·察今》"一镬之味"；二表示鼻子闻到的感觉，即气味，如清代庄盘珠《秋水轩词》"此花天与瘦，气味宜重九"；三表示由内心发出的感觉，如趣味、体味、玩味等，如老子《道德经》所言"为无为，事无事，味无味"，此句第一个"味"即有此意。人与自然的关系密切，人体的正常运行不仅有赖于先天之本的肾精，更离不开后天五味的滋养。在天的阳光、雨露和精气与在地的土壤，水分与营养物质相互交泰下，五味化生和合，成为维持生命运行之本。《素问·六节藏象论篇》指出："天食人以五气,地食人以五味……五味入口,藏于肠胃,味有所藏,以养五气,气和而生,津液相成,神乃自生。"

《素问·阴阳应象大论篇》言:"阳化气,阴成形。"这是阴阳相互制约、互根互用,并相互转化关系的高度概括。《素问·阴阳应象大论篇》又提出:"水为阴,火为阳。阳为气,阴为味。"药物饮食无形升散之阳为气,有质沉降之阴为味。"味归形,形归气",此处的味也即"地食人以五味",表示食物中的营养可以将养人的形体,形体健壮,才能化生出人身更重要的真气、元气。另一方面,药物饮食之气有化生人体阴精的作用,人体阴精依赖气化功能产生,故"气归精,精归化"。由此可以得出"精食气,形食味"。食,以物予人也,此处以气予精,以味予形,人体才能精神振奋、形体健壮,故而"真气从之"。"化生精,气生形。味伤形,气伤精;精化为气,气伤于味。"则更进一步阐明了药物气味生化的关系。"阴味出下窍,阳气出上窍。味厚者为阴,薄为阴之阳;气厚者为阳,薄为阳之阴。味厚则泄,薄则通,气薄则发泄,厚则发热。"在《素问·生气通天论篇》中,更强调了五味调和与人体正常功能之间的关系。"阴之所生,本在五味。"说明五味是化生阴精的物质基础,是五脏精气之源。"阴者,藏精而起亟也,阳者,卫外而为固也。"没有了五味的涵养,阴精就不可能不断地与阳气相互通应,阳气也就无以正常行使其卫外、温煦的功能。

饮食五味是化生阴精的重要基础,是五脏精气之源。因此五味的调和非常重要,这决定了人体维持生命所需的后天之本是否协调。若因五味偏嗜,则又可因其阴阳偏性破坏人体"阴平阳秘"的中和状态,使相应的五脏气机失调或气质受损而发病。所谓"阴之五宫,伤在五味",这一种五味偏嗜引起人体功能的损害,与五行学说,进而与藏象学说是一一对应的。

中药性味,一般言"四气五味",中药五味最早载于《吕氏春秋》,伊尹谓商汤:"调和之事,必以甘、酸、苦、辛、咸,先多后少。"作为药性理论出现则见于《神农本草经》,它明确指出:"药有酸、咸、甘、苦、辛五味。"

五味的产生,首先是通过口尝,即用人的感觉器官辨别出来的,它是药物真实味道的反映。五味更重要的则是通过长期的临床实践观察,不同味道的药物作用于人体,产生了不同的反应,获得不同的治疗效果,从而总结归纳出五味的理论。也就是说,五味不仅仅是药物味道的真实反映,更重要的是对药物作用的高度概括。自从五味作为归纳药物作用的理论出现后,五味的"味"也就超出了味觉的范围,而是建立在功效的基础之上了。

所谓五味,并不只有五种,清代汪昂《本草备要·药性总议》中虽言五味,但在上五味之外另加入了"淡"一味。五味的含义既代表了药物味道的"味",又包涵了药物作用的"味",而后者构成了五味理论的主要内容。五味与四气一样,也具有阴阳五行的属性。《内经》云:"辛甘淡属阳,酸苦咸属阴。"《尚书·洪范》谓:"酸味属木,苦味属火,甘味属土,辛味属金,咸味属水。"《素问·藏气法时论篇》指出:"辛散、酸收、甘缓、苦坚、咸软。"这是对五味作用的最早概括。综合历代医家的论述和用药经验,大体可将五味作用分为:辛,能散,能行;甘,能补能和,能缓;酸,能收,能涩;涩,能收敛固涩;苦,能泄,能燥,能坚;咸,能软,能下;淡,能渗,能利。

合即配合,化即转化,这就是后世所谓的"五味合化"思想,即中药性味不同,功效也因此各异,医家在临床实践中慢慢发现,不同性味的中药配伍会产生新的作用,如辛甘化阳、酸甘化阴、淡渗利湿、辛开苦降等合即配合,化即转化,又称为"和合",五味相伍的这些原则,打破了《神农本草经》多用单味药为方的先例,是后世方剂学的发展基础。辛甘化阳:辛味、甘味在属性上同属于阳,故辛味药与甘味药相配伍,则辛能助甘益气行血,甘能使辛散而不过,可共奏化生阳气、透阳外达之效。酸甘化阴:该法是指将酸味与甘味两类不同性味与功用的药物相互配合的一种方法,按异类相使的配伍原则,可达到增强养阴生津的目的。苦咸泻热:苦味药和咸味药多具有寒凉性质,同属于阴,苦能泄、能燥、能坚,咸能软、能下,故而苦咸合用可通下泻热。辛开苦降:辛可升发行散,苦能降泄通利。辛热药与苦寒药配合,则一辛一苦,一寒一热,一薄一厚,一阳一阴,相伍使用,升散之中寓通泄,通泄之中寄升散,清热而不患寒,散寒而不忧热,两者相反相成,相激相制,协调阴阳,斡旋气机,多可用于纠结复杂之证。

刘安《淮南子》一书说:"音之数不过五,而五音之变,不可胜听也。味之和不过五,而五味之化,不可胜尝也。色之数不过五,而五色之变,不可胜观也。"由此可见中医药物配伍灵活多样的智慧之所在。"凡同气之物,必有诸味;同味之物,必有诸气。互相气味,各有厚薄,性用不等。制方者必须明其用矣。"(张元素《医学启源》)药物性味的不同,决定了它的功效各异。不同药味配伍之后,产生了新的作用,如辛甘化阳、酸甘化阴、辛开苦降、甘淡渗利等,于是在药物的五味差异基础上建立了"五味合化"思想,更进一步指导我们临床的配伍用药。其中"辛甘化阳、酸甘化阴"就是"五味合化"思想的两个类型的代表,也是历代医家论述最为丰富和临床应用最为广泛的两类治则治法。

汉代张仲景运用《内经》合化理论进行配伍组方,将"五味合化"运用于临床,如在"辛甘发散为阳"的指导下创立桂枝甘草汤,治疗心阳虚弱;最早运用"酸甘化阴"理论,创芍药甘草汤,治疗伤寒误汗伤阴病证;创半夏泻心汤,体现了辛开苦降的思想等。以桂枝汤为例,这一一《伤寒论》第一方"就是"五味合化"思想的集中体现。辛甘化阳,指辛味药与甘味药配伍同用,有助于人体阳气的化生或化生阳气以助散寒的功效。桂枝汤中辛味的桂枝与甘味的炙甘草配伍同用,可以产生化生卫阳的作用。酸甘化阴,是指酸味药与甘味药合用后有滋阴养血的功效。在桂枝汤中,桂枝和芍药共同"辛甘化阳",甘草和芍药共同"酸甘化阴"。针对风邪表证"卫强营弱"的特点,既可以化生阳气以散寒解表,又可以防止汗解后阴液的亏损。

和是味的原则。对于中国人来说,饮食素来讲究一个"味",既包括气味也包括口感,但人有五味,酸甜苦辣咸,这五味的调和是中国人一直所追求的。就像笋和豆腐,中国的厨师之所以爱它们,是因为它们具有极强的包容性,能够吸收搭配食物的味道,而这种对于饮食的追求也在一定程度上影响了中国人的观念。早在古代,中国人就崇尚"以和为美"。《左传》:"和如羹焉,水、火、醯、醢、盐、梅,以烹鱼肉,燀之以薪,宰夫和之,齐之以味,济其不及,以泄其过……"

和也是味的方式。不论是饮食之味,还是中药五味,其最终目的都是要达到人体阴阳之平和,整体之调和。"味"与"和"二字,都偏重于"口"部,即从口入,但一边是禾,偏重于五谷、农作物,另一个未,未字枯木,偏重于草本植物。和的形式并非求同,或是从"同一"或"一致"中而来,而是从五味合化中寻求统一,也就是从"差异"或"对立"中而来。只有不同的味道相配合,才能做出可口的饭菜;只有不同的要素相结合,才能创造出新的事物。

综上可见,"中和"内涵丰富,可用"乐""道""德""性""态""政"等表述,其具有乐曲音律、道理准则、品质德行、性情情感、状态目标、政治理想等多种涵义,远非一时、一词、一书、一人之说可以囊括。首先,"和"是中国传统文化的精髓之一,也是儒道两家等方面所共同推崇的,老子《道德经》的"人法地,地法天,天法道,道法自然",儒家的"天人合一",都是对"和"的一种诠释,虽然两家的出发点有许多不同,但"和"这种理念长久以来深刻地影响了中国人的人生观、哲学观、审美观等各个方面,形成了中国独特的"和"文化。其次,"和"是中国古典哲学中一个十分重要的观念。古人"和"的观念,从客观角度上看,是一种宇宙的和谐结构的思想;从主观角度来讲,是主体修身节欲以求达到"心平德和"的伦理政治目的。中国古代的"和"文化最初源于人们对于"声音之和""饮食之和""嘉禾之和"等日常经验事物的感知,然后通过在历史实践中创造性地构建礼义之和而进入"和"的本质视域,最后在"和同之辨"中获得对"和"的本体升华和人本把握。第三,"中和"是中华文化的长河中百家争鸣共同探讨的话题与追求的目标,不同学派、不同时间的先贤大哲不断对"中和"从哲学的高度进行阐发,中和思想不是单一的,而是丰富的;不是固定的,而是发展的;不是死板的,而是鲜活的,是极具生命力的哲学思想。

第三节　中和思想与中医学

中和思想是我国古代重要的哲学思想之一,在中国哲学发展史上占据重要地位。中医学孕育于中国传统文化,受我国古代重要的哲学思想的影响根深蒂固,中医学与中和思想必然存在千丝万缕的关系,对两者关系的进一步研究,有助于更加深刻地理解中医学理论体系,为中医学的发展和创新提供理论依据。以下仅对现代学者、医家们对中和思想与中医学关系的认识作一综述。

传统文化中和思想源远流长,自上古尧、舜开始,一脉相承于禹、汤、文、武、周公、孔子、孟子,历经汉、唐、宋、明、清乃至近代,延续了几千年,有着极为丰富的内涵。《周礼·大司乐》云"以乐德教国子,中和祇庸孝友",《礼记·中庸》言"喜怒哀乐之未发,谓之中;发而皆中节,谓之和"是较早的中和思想体现。后世《论语注疏》《孔子集语》《孟子注疏》《明儒学案》《朱熹文集》等儒学典籍;《入楞伽经》《法句譬喻经》《出曜经》《大哀经》等释家经书;《太上洞玄灵宝中和经》《老子河上公章句》《庄子》《道枢》《云笈七签》《太平经》等道家著作;以及《管子》《淮南子》《荀子》《传习录》等古籍均对中和思想有所阐述。

"中"即中正,不偏不倚,"和"即和谐、和治,"和"与"中"的概念虽然略有差别,但联系密切,互为因果,并举并用。张胜忠认为"中"有中庸、中正、平衡、阴平阳秘、"常得中医"等关联概念;"和"有自然、和谐、医道等的和谐内涵,细分又有气血、脏腑、阴阳、药物的调和之义理。彭吉勇认为中和思想内"中"是归宿,"和"是过程,一定程度上的"和"可以达到相应程度上的"中","中"与"和"是不断地在动与静之间交替变化并曲折地前进上升的。薛武更、麻晓慧等认为"中"是围绕着"不偏不倚""无过不及"的事物最佳结构,"和"则是侧重于由"中"的最佳结构而来的事物要素间与事物之间形成的一种协调和谐关系与状态,最终把"中"解释为把握事物的"度","和"解释为使事物达到协调统一的状态。对于"中和"的状态,宋洪娟认为其是儒家提出的世间万物乃至人心理的最佳状态,是符合心理卫生的健康状态,即人对于自己情绪的把握,不应不及,也不该太过,应该保持一个适中的状态。章恪认为中和思想要求对立双方持"中"守"和",以求得事物的稳定统一,达到"刚柔合德而阴阳有体"使得"保合太和,乃利贞",强调对立双方的稳定结合与协调统一。刘志梅认为中和思想本质内涵是:顺合、和谐、包容、融合,用中,过犹不及,时中,动态平衡。综上,可见中和思想内涵极为丰富,学界对中和思想的概念尚未形成共识。

中医学孕育与发展深受我国古代哲学思想影响,其与中和思想存在千丝万缕的关系,对两者关系的进一步研究,有助于深刻地理解中医学理论体系,为其发展与创新提供依据。

刘志梅通过对中医基础理论研究,发现中和思想在先秦时已为中医学所吸收,参与了中医理论基础的构建,并成为影响中医理法方药立论与实践的重要思想。温长路认为中医药文化范畴的中和思想包括以人为本的道德观、以顺为养的养生观、以述为作的发展观与以和为治的治疗观。郭霞珍认为中医学吸收了"致中和"理念,并运用到对生命现象的观察和研究中,创立了不同于西方医学的中医学理论体系,结合《内经》对"和"与生命、健康、疾病、治疗的相关论述,提出"和"是中医学术之本的观点。目前,学者多从中医学生理、病理、诊断、治疗、养生诸方面入手,对中和思想进行研究,若以中医学核心观念为视角,可概括为以下几方面。

一、中和思想与中医"天人合一"观

"天地合气""启阴感阳""人乃自生"的和谐元气论渗透于中国传统文化的许多领域,而在中医学中表现得极为充分,如:人和万物皆产生于"天地合气"的思想在中医理论中有深刻表现。中医学以天人合一的美好境界为理想的追求目标,辨证论治用药为使患者体内外重新达到或恢复静态与动态的"中和"状态,在理论与实践上都执"中和"为法则。吕爱平认为中和思想在中医学中体现为"天地人三才一体"。

人依赖自然界而生存,只有当人与自然界保持和谐的状态时,才能使疾病少发生或不发生。曾镛霏认为中医强调天地人和,即是与天"和"、与人"和"、与身"和"、与心"和","和"为平人,平人不病。汤小虎等认为中医学汲取"致中和"的思想,在养生上注重天人、形神合、动静、阴阳的"合一",履"致中和"中庸之道。方满锦研究《内经》后总结"天人合一"与中和思想的关系,其内容包括天人关系、天人相应比拟、天人之和、胜复与失和、五运胜复失中和及六气胜复失中和等。熊玉鑫认为《内经》"生病起于过用"理论,不但从一个发病观的角度体现了中医养生学的中和观念,而且还上升到一种哲学的思维方式,揭示了中医养生学与"中和"之间的联系,并以一种哲学的行为准则倡导人们要起居有常、劳逸适度、顺应日月星辰的阴阳消长变化和人体本身"生物钟"的自然节律。陈立夫指出中医学以风、寒、暑、湿、燥、火等天象来分析病象,并配合四季节气变化以处方用药的诊疗思维深受《易经》"天人合一"中和思想的影响。综上可见,中和思想所追求的人与自然达到和谐统一的状态已广为学者认同。

二、中和思想与中医"和谐"思维

《灵枢·本脏》有云"血和""卫气和""志意和""寒温和"等为"人之常平",从多个角度强调"和"在机体健康中的重要作用。中和思想认为人体各系统之间及系统内部要素之间应和谐、协同、协调,以共同完成正常的生理活动,这与中医学人体观中形神之和、气血之和、脏腑之和的观点一致。吕爱平认为中医"和谐"思维,即"机体内部四时五脏阴阳"的协调(和谐)思维。郭延东指出中医学汲取了儒家"用中""执中""中和""反对过与不及"的思维,强调人体自身与自然、社会的和谐,在治则、治法、组方法度、用药方法、治疗目标等方面突出"以和为治",形成独具特色的中医治疗观。段晓鹏认为中医强调人与自然及人体内部的和谐,在养生方面,无论是时令、心理、膳食、运动、房事等均强调和谐,都是中和思想的体现。可见,"中和"既是中医学所追求的目标,也是实现"和谐"状态的指导原则。

三、中和思想与中医"阴阳五行"理论

中医学中"阴阳和""阴平阳秘""五行生克制化"的生理机制是儒家"致中和"思想的最佳体现。中医阴阳五行学说以"中和"为本,即五行间的相生相克、制化胜复均是强调复杂系统、多事物之间的和谐关系。郭新宇通过阴阳五行学说进行了中医生命观的阐释,指出中医对生命起源及其生命活动的认识均深受中和思想影响。而且,中和思想不仅指导中医生理观,也贯穿于病理观和治疗原则中,"和"是人体的生理状态,"不和"是人体的病理状态,中医治疗在以调和阴阳为核心的中和思想指导下,补其不足,损其有余,在临床治疗时,其根本法则为调整阴阳补偏救弊,促进阴平阳秘。由此可见,"谨察阴阳所在而调之,以平为期"是中医治疗的总目标,也是中和思想的具体体现。

中医学认为六气变化为万物生长变化提供了必要条件,但六气的太过或不及的失和状态,亦是导致疾病发生的重要原因。邰东梅对"致中和"理论对中医病因学的影响进行了研究,认为病因中时气失常、情志失平、饮食失节、劳逸失度等可概括为四个字:"失中为病。"五脏气机运化所产生的气血津液各安其位,便达到"中和"的平人状态。反之,则失和发病,中医学对健康和疾病的这些认识符合儒家的"中和位育"的思想。王新陆等认为"致中和"思想对中医稳态理论的形成影响极大,"用中"思想影响了中医最佳有序动态生命观的形成。中医治疗的重要原则是调和气机,使人体之气的升降出入运行有序,"调"

是手段,"和"是目的,这是中和思想在中医学"气机"理论中的重要体现。

四、中和思想与中医情志观

情志"中和"是中医学的重要思想与法则之一。邓占明指出始终置情志于"中和"状态,不但可以祛疾,更有利于跻登寿域、尽享天年,认为情志摄养要以"中和"为宗旨,把握一个"度"字,使其处于既不绝对寂静如痴,又不至于动无制节,而力致保持在劝静有常,七情弛张有序的最佳状态,如此才不失情志中和养生的根本则意。叶明花提到在精神养生方面,朱权继提出神隐养生观之后,受古代中和思想的影响,倡导中和养生之法,并在其著作《活人心法》中创立人生修养的处方"中和汤",使中和养生的内容更加具体,更便于践行,从而在一定程度上传承、发展了古代精神养生的智慧。由此可见,在祛疾延年的过程中,情志"中和"有着独特的作用和地位。

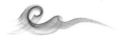

第二章
中 和 之 学 理

第一节　中和——中医学的思想原则

一、《内经》天道观的中和思想

天道,即天地万物运行变化之道。在天道观上,《内经》明确提出"天地之和"的概念,《素问·上古天真论篇》:"其次有圣人者,处天地之和,从八风之理。"《素问·汤液醪醴论篇》:"此得天地之和,高下之宜。"通览《内经》,笔者以为,其所谓"天地之和",是指天地万物运行变化的统一、协调关系与有序、适度状态。《内经》天道观的中和思想主要包括阴阳中和、五行和、运气和等三方面。

(一) 阴阳中和

《素问·阴阳应象大论篇》曰:"阴阳者,天地之道也,万物之纲纪,变化之父母,生杀之本始,神明之府也。"天道是天地之道的核心要素。

《内经》天道观中的"阴阳中和"思想包含以下几层内容:首先,从空间视角看,阴阳二气是天地之本源,天地由阴阳二气运动变化而来。《素问·阴阳应象大论篇》:"积阳为天,积阴为地。阴静阳躁,阳生阴长,阳杀阴藏。阳化气,阴成形。""清阳为天,浊阴为地。地气上为云,天气下为雨。雨出地气,云出天气。"其二,从时间维度看,天地阴阳之变化表现为四时相替,寒暑变化。《素问·气交变大论篇》:"阴阳之往复,寒暑彰其兆。"《素问·六元正纪大论篇》:"天地大化运行之节,临御之纪,阴阳之政,寒暑之令。"《灵枢·根结》:"天地相感,寒暖相移,阴阳之道。"《灵枢·刺节真邪》:"阴阳者,寒暑也。"其三,天地阴阳的运动变化贵在"和谐",即天地阴阳的和合,阴阳变化即阴升阳降,阳盛阴衰,交替变化的有序、适度、和谐,才能使万物有生。《素问·天元纪大论篇》引《太始天元册》曰:"太虚廖廓,肇基化元,万物资始,五运终天,布气真灵,总统坤元,九星悬朗,七曜周旋,曰阴曰阳,曰柔曰刚,幽显既位,寒暑弛张,生生化化,品物咸章。""动静相召,上下相临,阴阳相错,而变由生也。"《素问·六微旨大论篇》曰:"升已而降,降者谓天。降已而升,升者谓地。天气下降,气流于地,地气上升,气腾于天,故高下相召,升降相因,而变作矣。""出入废则神机化灭,升降息则气立孤危。故非出入,则无以生长壮老已;非升降,则无以生长化收藏。是以升降出入,无器不有。"可见,天地源于气的运动变化,气化运动有阴阳、刚柔、动静之分与升降出入之别。气的阴阳相错、刚柔相摩、动静相召与升降出入等和合变化,是有形万物生生化化的动因(生长壮老已,生长化收藏),气化运动停止,则万物生化停息——要之,阴阳和合则万物化生;同时,阴阳变化的有序、适度状态又是万物生化的必要条件。《素问·至真要大论篇》:"阳之动,始于温,盛于暑。阴之动,始于清,盛于寒。""气之相守司也,如权衡之不得相失也。夫阴阳之气,清静则生化治,动则苛疾起。"需要指出的是,虽然《内经》认为天地万物生化之道贵在"阴阳和",且将"阴阳和"提升到"圣度"的地位(《素问·生气通天论篇》:"两者不和,若春无秋,若冬无夏,因而和之,是谓圣度"),但其"阴阳和"重在阳主阴从,即阳气在"阴阳和"的关系中占据主导地位。《素问·生气通天论篇》:"凡阴阳之要,阳密乃固。"《素问·五常政大论篇》:"阳和布化,阴气乃随,生气淳化,万物以荣。"

(二) 五行和

五行是古人用取象比类的方法去观察和认识时间与空间的理论。就《内经》天道观中的五行理论而言,在实体上,《内经》将一年分为五个时段,并运用取象比类方法对各个时段的时间与空间特征进行概括与总结,实现了五行架构下五时与五方(或五位)的统一。需要特别说明的是,五时五方(或五位)得以统一的客观基础在于先秦以北斗七星斗杓运转以定四时的斗历。公元前 2000 多年,北斗七星距北极很近,终年不没,极引人注目,所以人们最早以其斗柄方向的变化来定季节。《鹖冠子·环流》曰:"斗柄东指,天下皆春;斗柄南指,天下皆夏;斗柄西指,天下皆秋;斗柄北指,天下皆冬。"当北斗七星的斗柄指向东方时,东风吹拂,天气渐温,草木复苏,春天来临,大地充满生气,呈现一片青色,古人很自然地就把东—春—风—青—生等"象"联系在一起,以"木"为其代表符号;其后,斗柄逐渐南指,天气转热,骄阳似火,万物生长旺盛,时序进入夏季,古人又将南—夏—火(热)—赤—长等"象"联系在一起,以"火"为其代表符号,秋冬同此(土与四时的相配涉及另一个问题,兹不详述,要之大约有二:一,土不独主时而旺于四季,各以每季之末十八日寄治;二,将一年分为春、夏、长夏、秋、冬五季,将土与长夏相配)。故《素问·阴阳应象大论篇》曰:"东方生风,风生木……神在天为风,在地为木……在色为苍;南方生热,热生火……其在天为热,在地为火……在色为赤;中央生湿,湿生土……其在天为湿,在地为土……在色为黄;西方生燥,燥生金……其在天为燥,在地为金……在色为白;北方生寒,寒生水……其在天为寒,在地为水……在色为黑。"《素问·水热穴论篇》曰:"春者,木始治……夏者,火始治……秋者,金始治……冬者,水始治。"

在关系上,《内经》认为五行之间生克制化的关系,通过生克的相互作用,保持着五行的多元统一、动态协调关系与运行的有序、适度状态。《素问·气交变大论篇》云:"夫五运之政,犹权衡也,高者抑之,下者举之,化者应之,变者复之,此生长化成收藏之理,气之常也,失常则天地四塞矣。"《素问·六节藏象论篇》曰:"五日谓之候,三候谓之气,六气谓之时,四时谓之岁,而各从其主治焉。五运相袭,而皆治之,终期之日,周而复始,时立气布,如环无端。"五行之间这种多元统一、动态协调关系与运行的有序、适度状态即五行和。

(三) 运气和

运气是五运六气的简称。运气学说是先秦气、阴阳、五行等天道理论进一步发展的结果。

"和"思想也是运气学说的基本思想。《素问·五运行大论篇》曰:"上下相遘,寒暑相临,气相得则和,不相得则病。"《素问·六元正纪大论篇》曰:"欲通天之纪,从地之理,和其运,调其化,使上下合德,无相夺伦,天地升降,不失其宜,五运宣行,勿乖其政。"《素问·至真要大论篇》曰:"乘年之虚,则邪甚也。失时之和,亦邪甚也。遇月之空,亦邪甚也。"《灵枢·岁露论》曰:"因岁之和,而少贼风者,民少病而少死。岁多贼风邪气,寒温不和,则民多病而死矣。"可见运气理论认为,运气变化以"和"为贵,"和"则天地升降有序,五运运行有常,六气变化有节,万物生化有序;反之则天地失序,寒温失和,生化失常,民亦多病。运气学说之"和"思想具体体现在以下几方面:其一,时至气至者"和"。《素问·六节藏象论篇》云:"五运之始,如环无端……五气更立,各有所胜,盛虚之变,此其常也。"《素问·六元正纪大论篇》云:"六气者,行有次,止有位。"无论五运还是六气,都是递相依次序按时节运行的。时至而气至,则运气变化正常;时至而气不至,则运气不及;时未至而气已至,则运气太过。故《素问·六微旨大论篇》曰:"至而至者和。至而不至,来气不及也。未至而至,来气有余也。"认为时至而气至者为"和"。其二,六气制化者"和"。《素问·六微旨大论篇》曰:"相火之下,水气承之。水位之下,土气承之。土位之下,风气承之。风位之下,金气承之。金位之下,火气承之。君火之下,阴精承之……亢则害,承乃制,制则生化。外列盛衰,害则败乱,生化大病。"六气制化,即主时六气必须得到下承之气的抑制,才使其保持有度而不致过亢,从而万物生化有序,此即所谓"亢则害,承乃制,制则生化",反之则生化大病。故六气制化者"和"。其三,主客相得者"和"。《素问·五运行大论篇》曰:"上下相遘,寒暑相临,气相得则和,不相得则病。"六气之客气与主气五行相生或客主同气,则为主客相得,主客相得,则运气平和。故主客相得者"和"。其四,平气之年者"和"。《素问·五常政大论篇》曰:"愿闻平气何如而名,何如而纪也?岐伯对曰:昭乎哉问也。木曰敷和,火曰升明,土曰备化,金曰审平,水曰静顺……故生而勿杀,长而勿罚,化而勿制,收而勿害,藏而勿抑,是谓平气。"运气合治,岁运太过而被抑或岁运不及而得助,则形成平气之年。平气之年,则气候和平,万物"生而勿杀,长而勿罚,化而勿制,收而勿害,藏而勿抑"。故平气之年者"和"。

二、《内经》天人观的中和思想

有研究指出,《内经》中"天"字共出现 199 次,大致有自然宇宙、自然状态、人体部位等涵义。表示自然宇宙者如《素问·六节藏象论篇》:"天至广不可度,地至大不可量。"《灵枢·本神》:"天之在我者德也,地之在我者气也。"表示自然状态者,如《素问·上古天真论篇》:"人年老而无子者,材力尽邪,将天数然也。"《灵枢·本脏》："人之有不可病者,至尽天寿。"表示人体部位者如《素问·三部九候论篇》："上部天,两额之动脉;上部地,两颊之动脉。"《灵枢·阴阳系日月》："腰以上为天,腰以下为地。"第一种涵义是《内经》之"天"的基本涵义,后面两种可以理解为第一种涵义的引申类比,且《内经》中绝大多数"天"是天地自然,即第一种意义。

《内经》之"人"即指人类。《内经》对"人"的认识亦包含两层涵义:其一,人源于天地自然。《素问·宝命全形论篇》："人以天地之气生,四时之法成。""天地合气,命之曰人。"《灵枢·经水》："夫人生于天地之间,六合之内。"其二,人具有主观能动性,是天地间最宝贵的物种,具有认识"天"道、顺应"天"道,进而应合"天"道的智慧与能力。《素问·宝命全形论篇》："天覆地载,万物悉备,莫贵于人。"《灵枢·玉版》："夫人者,天地之镇也。"《素问·上古天真论篇》："余闻上古有真人者,提挈天地,把握阴阳。"《灵枢·逆顺肥瘦》："圣人之为道者,上合于天,下合于地,中合于人事,必有明法,以起度数。"就天人关系而言,"人与天地相应"是《内经》对天人统一、和谐关系与状态的描述。《素问·咳论篇》曰:"人与天地相参。"《灵枢·邪客》曰:"此人与天地相应者也。"《灵枢·岁露论》曰:"人与天地相参也,与日月相应也。"同时"人与天地相应"的"天人和"思想也是贯穿《内经》理论始终的基本思维方式与出发点。

"人与天地相应"思想在《内经》中主要体现在以下三个理论模型上。

第一,四时五脏理论。该理论认为,天有四时,春、夏、秋、冬,人有五脏,肝、心、脾、肺、肾,五脏与四时(准确地讲应该是五时,为做到脏与时的一一配属,古人把夏季的第三个月称为长夏,以配属脾)有通应关系。《素问·脏气法时论篇》："肝主春……心主夏……脾主长夏……肺主秋……肾主冬。"《灵枢·顺气一日分四时》："肝为牡脏,其色青,其时春……心为牡脏,其色赤,其时夏……脾为牝脏,其色黄,其时长夏……肺为牝脏,其色白,其时秋……肾为牝脏,其色黑,其时冬。"在本文天道观部分,著者已经阐释了这样的观点,即古人对时空总是一体观察和认识的,在四时季节的有序更替与空间万象的规律变化中,古人运用五行理论,一方面将五行与五时、五方、五气、五星、五色、五味、五音、五畜、五谷、五数、五脏、五病等联系起来,构建起庞大的自然与生命普遍联系的有机图景;另一方面又将五行与五脏、六腑、五体、五窍、五志、五声、五神、五液等联系起来,构建起协调统一的人身整体观,此即《内经》"天人相应"的四时五脏理论模型。具体见表2-1。

表2-1　四时五脏理论模型表

项　目	肝	心	脾	肺	肾
五行	木	火	土	金	水
五时	春	夏	长夏	秋	冬
五方	东	南	中	西	北
五色	青	赤	黄	白	黑
五窍	目	耳	口	鼻	二阴
五味	酸	苦	甘	辛	咸
五畜	鸡	羊	牛	马	彘
五谷	麦	黍	稷	稻	豆
五星	岁	荧惑	镇	太白	辰
五体	筋	脉	肉	皮毛	骨
五音	角	徵	宫	商	羽
五数	八	七	五	九	六
五气	臊	焦	香	腥	腐
五病	惊骇	五脏	舌本	背	溪
六腑	胆	小肠	胃	大肠	膀胱
五志	怒	喜	思	悲	恐
五声	呼	笑	歌	哭	呻
五神	魂	神	意	魄	志
五液	泪	汗	涎	涕	唾

第二,四时阴阳理论。该理论认为,人身阴阳之气的运行与天地阴阳之气的运行相通应,这种通应主要表现在三方面:其一,就一日而言,人身与天地均是平旦阳气生,日中阳气隆,黄昏阳气虚,合夜阴气盛。《素问·金匮真言论篇》:"平旦至日中,天之阳,阳中之阳也;日中至黄昏,天之阳,阳中之阴也;合夜至鸡鸣,天之阴,阴中之阴也;鸡鸣至平旦,天之阴,阴中之阳也。故人亦应之。"《素问·生气通天论篇》:"故阳气者,一日而主外,平旦人气生,日中而阳气隆,日西而阳气已虚,气门乃闭。"其二,就一年而言,人身与天地均是冬至一阳生,此后阳气渐长。至夏至,阳气生长最盛时一阴生,此后阴气渐长。至冬至,阴气生长最盛时进入下一个阴阳循环。《素问·脉要精微

论篇》：“冬至四十五日，阳气微上，阴气微下；夏至四十五日，阴气微上，阳气微下。”《素问·厥论篇》：“春夏则阳气多而阴气少，秋冬则阴气盛而阳气衰。”这种阴阳之气的消息，在人身通过“四变之动，脉与之上下”而表现出来。《素问·脉要精微论篇》：“四变之动，脉与之上下，以春应中规，夏应中矩，秋应中衡，冬应中权。”“春日浮，如鱼之游在波；夏日在肤，泛泛乎万物有余；秋日下肤，蛰虫将去；冬日在骨，蛰虫周密，君子居室。”其三，人身卫气的运行亦与昼夜变化密切相关。卫气昼行于阳，夜行于阴，行于阳则人寤，入于阴则人寐。《灵枢·营卫生会》：“卫气行于阴二十五度，行于阳二十五度，分为昼夜，故气至阳而起，至阴而止。”《灵枢·口问》：“卫气昼日行于阳，夜半则行于阴……阳气尽，阴气盛，则目瞑；阴气尽而阳气盛，则寤矣。”《灵枢·卫气行》：“卫气之行，一日一夜五十周于身，昼日行于阳二十五周，夜行于阴二十五周，周于五脏。”

第三，寒暑朔望气血运行理论模型。该理论认为，人身经络气血的运行与天地之寒暑、月相之朔望变化密切相关。具体表现有二：其一，天温则经络气血易行，天寒则经络气血凝涩。《素问·八正神明论篇》：“是故天温日明，则人血淖液而卫气浮，故血易写，气易行；天寒日阴，则人血凝泣而卫气沉。”《素问·离合真邪论篇》：“天地温和，则经水安静；天寒地冻，则经水凝泣。”其二，朔日，月始生，人之气血亦生；望日，月廓满，人之气血亦盛；晦日，月廓空，人之气血亦虚。《素问·八正神明论篇》：“月始生，则血气始精，卫气始行。月郭满，则血气实，肌肉坚。月郭空，则肌肉减，经络虚，卫气去，形独居。”《灵枢·岁露论》：“月满则海水西盛，人血气积……至其月郭空，则海水东盛，人气血虚。”《内经》寒暑朔望气血运行理论模型的形成，仍与其类比思维与方法有关。《内经》将人身之经脉气血与大地之河海水流相类比（如前所引《灵枢·岁露论》之言及《灵枢·经水》“经脉十二者，外合于十二经水”），从观察寒暑朔望对自然河流及海水涨落变化的影响，得出其对人身经络气血运行影响的认识，这也再一次证明“人与天地相应”的思维与观念是《内经》理论构建最基本的出发点之一。关于《内经》“天人和”的思想，后文养生观与治疗观部分还有涉及。

三、《内经》人事观中的"和"思想

《内经》认为，人不仅是自然的人，同时还是社会的人，具有自然与社会的双重属性。《素问·疏五过论篇》曰："圣人之治病也，必知天地阴阳，四时经纪；五脏六腑，雌雄表里；刺灸砭石，毒药所主；从容人事，以明经道；贵贱贫富，各异品理；问年少长，勇怯之理。"其所谓"天地阴阳，四时经纪；五脏六腑，雌雄表里"即体现了人的自然属性，而"贵贱贫富，各异品理；问年少长，勇怯之理"则体现了人的社会属性。所以，《内经》不仅重视天人关系对人的影响，而且重视人与人关系，即"人事"对人的影响。

《内经》与儒家一脉相承，崇尚上古社会之自然和谐，它把人事观的最高境界寄托于私有制尚未产生的"上下不相慕"的上古之世。《素问·移精变气论篇》曰："往古人居禽兽之间，动作以避寒，阴居以避暑，内无眷慕之累，外无伸官之形，此恬惔之世，邪不能深入也。故毒药不能治其内，针石不能治其外，故可移精祝由而已。当今之世不然，忧患缘其内，苦形伤其外，又失四时之从，逆寒暑之宜，贼风数至，虚邪朝夕，内至五脏骨髓，外伤空窍肌肤，所以小病必甚，大病必死，故祝由不能已也。"《素问·汤液醪醴论篇》曰："夫上古作汤液，故为而弗服也。中古之世，道德稍衰，邪气时至，服之万全。帝曰，今之世不必已，何也？岐伯曰：当今之世，必齐毒药攻其中，镵石、针艾治其外也。"

"上古"即遥远的古代，包括炎黄之前及其以后的很长一段历史时期，私有制尚未产生；"中古"则出现了奴隶社会，有了阶级矛盾，贫富差距，指禹以后的夏商及西周时期；"暮世"相当于春秋战国和秦汉时期。这两段文字表面上除论述了"古今"之病病因与治疗之差异，同时也反映了"古今"社会关系与状态的变化及《内经》的社会理想。《内经》认为上古是"恬惔之世"，人们"内无眷慕之累，外无伸官之形"；中古"道德稍衰"；当今之世，人们"忧患缘其内，苦形伤其外，又失四时之从，逆寒暑之宜"。从其叙述可知，就社会关系与状态而言，从"上古"到"今世"有一个社会从和谐到失序的变化；就社会理想而言，《内经》著者似乎比较推崇"上古"时代，认为"上古"虽然社会生产力不发达,社会物质条件不丰富,但人与人之间没有纷争,关系是自然和谐的。

著者以为,对《内经》"上古""中古"与"今世"社会生活更多的了解,似乎还是要到与其时代相近的典籍中寻找。《礼记·礼运》曰:"昔者仲尼与于蜡宾,事毕,出游于观之上,喟然而叹。仲尼之叹,盖叹鲁也。言偃在侧曰:君子何叹?孔子曰:大道之行也,与三代之英,丘未之逮也,而有志焉。大道之行也,天下为公。选贤与能,讲信修睦。故人不独亲其亲,不独子其子,使老有所终,壮有所用,幼有所长,鳏寡孤独废疾者,皆有所养。男有分,女有归。货恶其弃于地也,不必藏于己;力恶其不出于身也,不必为己。是故谋闭而不兴,盗窃乱贼而不作,故外户而不闭,是谓大同。今大道既隐,天下为家,各亲其亲,各子其子,货力为己,大人世及以为礼。城郭沟池以为固,礼义以为纪。以正君臣,以笃父子,以睦兄弟,以和夫妇,以设制度,以立田里,以贤勇知,以功为己。故谋用是作,而兵由此起。禹、汤、文、武、成王、周公,由此其选也。此六君子者,未有不谨于礼者也。以著其义,以考其信,著有过,刑仁讲让,示民有常。如有不由此者,在势者去,众以为殃,是谓小康。"《礼记·礼运》认为,禹前之世是天下为公的"大同"社会,人与人之间和睦相处,自然的道德在社会关系调解中起着主要作用;禹后至汤、文、武、成、周是天下为家的"小康"社会,人与人之间的关系发生了变化,礼义开始在社会关系调解中起主要作用(这一点《道德经》十八章"大道废,有仁义"的论说可为旁证);而孔子生活的时代是礼坏乐崩的时代,故其十分向往"大道之行"的"大同"社会与"三代之英"的"小康"社会,一生倡导"礼义"为治。

将《内经》之"上古""中古"与《礼运》孔子之"大同""小康"等说法互参就可以看出,在"古今"社会分期上,《内经》与儒家几无二致,均分三期:即上古,或曰大同;中古,或曰小康;今世。在"古今"社会理想上,《内经》与儒家一脉相承,崇尚上古社会之自然和谐。故笔者认为:"和"思想是《内经》人事观的基本思想。《灵枢·师传》之言:"使百姓无病,上下和亲,德泽下流,子孙无忧。"正清晰地表达了《内经》的这种观点。

可见,《内经》作为中医基础理论的奠基之作,将中和思想的作用贯穿其中,分别从天道观、天人观、人事观等不同角度体现出中医学以"和"为贵的根本追求，并影响了后世中医学的传承与发展，从而使中和思想成为中医哲学基础中的重要组成部分。中医学的"中和"思想观念，不是简单线性的，而是多方面的，是对于天地万物运行规律，人与天地关系，与人在社会中的关系的思考与总结。

第二节　以和为贵——中和思想的生命观

一、生命起源：阴阳和合

阴阳，是对自然界相互关联的某些事物或现象对立双方属性的概括，即《类经·阴阳类》所谓"阴阳者，一分为二也"①。万物都具有相互关联且相互对立的两个方面，密不可分。阴阳的相互作用，促成了事物的发生、发展与变化，即"阴阳者，天地之道也，万物之纲纪，变化之父母，生杀之本始，神明之府也"（《素问·阴阳应象大论篇》）。《周易·系辞上》："一阴一阳之谓道，继之者善也，成之者性也。"阴阳不仅仅是万物的起源所在，更是世间万物变化的规律与所遵循的原则。"阴平阳秘，精神乃治。"中医学认为，阴阳之间贵在以平为期，相互调和。"平"较早出现在《易经》中，《周易·乾》："云行雨施，天下平也。"意思是广泛施行恩泽，天下就会安定。《内经》中更是多次出现了"平"字。《素问·调经论篇》中有"神气乃平"，《素问·平人气象论篇》也提到"平人者，不病也"。后世"平"的含义已经开始包括很多的含义了。《诗经·小雅》中有"原隰既平"，意为平地、平整土地。《诗经·小雅》中有"终和且平"，意为安定和平。同样是《诗经》，《诗经·小雅》中又有"丧乱既平"。意思是平息。《淮南子·本经》中有"地爱其平"，注解为"平，正也"。《说文解字》解释为"语平舒也。从亏从八。八，分也"，是指说话的语气平和。《左传·僖公十二年》解释为"平者，和也"。《国语·周语》解释为"乐从和，和从平"。《诗经·商颂》解释为"既和且平"，都指出了"平"有"和"之义。《新华字典》中

---

① 孙广仁，郑洪新.中医基础理论［M］.北京：中国中医药出版社，2012：29.

"平"的释义多达13种,包括:不倾斜,无凹凸,像静止的水面一样;均等;与别的东西高度相同,不相上下;安定,安静;治理,镇压;抑止(怒气);和好,讲和;一般的,普通的;往常,一向;汉语四声之一;姓;日本文所用的草书字母;古同"评",评议。

"平"的一大要义即是双方始终处于对立并互相制约,以达到一种平稳的状态。这与"中和"的境界存在一定的相似性。但中和思想强调"无极",万物趋于"中",协调而和,"平"同样强调不偏向哪一方。"平"是"中和"所追求的一个平稳状态,而"中和"是万物的规律与调和阴阳应当遵循的原则,囊括了"平"的内涵,并强调了相互协调的动态过程。即董仲舒言"和者,天之正也,阴阳之平也,其气最良,物之所生也"[①]。

(一) 以平为期

"阴""阳"是中国古代哲学中的一对相互对立又相互联系的非常重要的范畴,它们的根本意义指的是物体对于日光照射的向与背。"阴阳"二字均有俗称"耳刀旁"的部首,左"阝"乃由"阜"字演变来的,其本意是土山。作为部首亦有山的含义,造字如:陆、陵、陛、险、阡、阻等。《说文解字》言"阴,水之南,山之北也""阳,高明也"。"阴阳",本指物体对于日光的向背。向日为阳,背日为阴。《诗经》中《大雅·公刘》说:"既景既冈,相其阴阳,观其流泉。其军三单,度其隰原。"向日为"阳",向背为"阴"。"阴""阳"作为哲学概念,最早出自《易经》中,该书虽然没有运用过"阴""阳"这两个字,但在其论述八卦组合中,所使用的两个符号"– –"(阴爻)、"—"(阳爻),故有"《易》明于阴阳"之说。

古籍中有诸多对哲学中的阴阳与中医学中的阴阳之间的关系的阐述,在《淮南子·说林训》提出:"黄帝生阴阳。"[②]高诱注:"黄帝,古天神也。始造人之时,化生阴阳。"[③]张守节正义引皇侃曰"乾者阳,生为息;坤者阴,死为消也"[④]。

① 玉昆子.阴阳五行里的奥秘[M].北京:华夏出版社,2012:84.
② 刘安等著,陈广忠译注.淮南子译注[M].长春:吉林文史出版社,1990:808.
③ 袁珂.中国神话传说从盘古到秦始皇[M].北京:世界图书北京出版公司,2012:60.
④ 刘玉建.汉代易学通论[M].济南:齐鲁书社,2012:156.

《内经》言"阴阳者,天地之道也,万物之纲纪,变化之父母,生杀之本始,神明之府也"[1]。《内经》中对于阴阳的应用,一方面从哲学的角度出发,另一方面还把阴阳学说中的一些内容与中医学进行了紧密的联系,赋予医学意义,使阴阳学说成为中医学理论中重要的组成部分。可以说《内经》较早形成了对阴阳学说概念在哲学层面与中医学的整合,产生了流传至今的经典的中医学阴阳学说理论。

阴与阳分别代表事物既相互对立,又相互依存的两个方面。中医以阴阳学说来阐明人体的生理现象与病理变化,认为人体阴阳两方面相互依存、相互消长,处于一种动态和谐的状态。"阴平阳秘,精神乃治。"若阴阳失调,就会出现"阳虚则外寒,阴虚则内热"的现象,甚至产生"阴阳离决,精气乃绝"的危候。所以在治疗上强调"谨察阴阳所在而调之,以平为期"。正如《素问·生气通天论篇》所云:"阴者藏精而起亟也;阳者卫外而为固也。阴不胜其阳,则脉流薄疾并乃狂;阳不胜其阴,则五脏气争,九窍不通。是以圣人陈阴阳,筋脉和同,骨髓坚固,气血皆从。如是则内外调和,邪不能害,耳目聪明,气立如故。"

中医学中的阴阳学说是中国古代哲学中的阴阳学说与中医学理论体系交互、结合而生的产物,它是运用中医学中"阴阳"的概念,即它们相互对立的属性以及其存在的统一的关系,如互根互用、此消彼长、相互转化、对立制约等,认识人体、认识生命,解释人体及生命的各种生理和病理现象、健康状态,从而达到最终能够用其指导对疾病的诊疗、对病证的辨识,期望探索从保健养生,到防病治病的一系列规律的一种方法论。

(二) 由二生三,阴阳育"中和"

阴阳育"中和"的思想对中医学生命观具有奠基性的影响。老子曰:"道生一,一生二,二生三,三生万物,万物负阴以抱阳,冲气以为和。"何谓道?《吕氏春秋》认为"道"是"视之不见,听之不闻,不可为状,不可为形,不可为名"的,如

① 杨永杰,龚树全.黄帝内经[M].北京:线装书局,2009:11.

果一定要形容"道"就是"太一",而"太一"可"化于阴阳"①。《内经》亦曰"三而成天,三而成地,三而成人"。可见,从"一生二"到"三生万物","成天""成地""成人"中的重要一环是"二生三"。

何谓三?《道德经》中"二"为"阴"与"阳","三"为"阴""阳""冲气",且"冲气以为和",就是"一与言为二,二与一为三"②。《中庸》中程子曰"不偏之谓中",子思明言"发而皆中节之谓和"③。这里的"中"字是在传统的阴阳学说中被忽略的,它非阴、非阳,不偏不倚,但又确实存在,且界限含糊,可以理解这个"中"的内涵即是阴阳交融产生的。"和"也是如此,老子曰"天地之气,莫大于和",因为"和"具有"阴阳调,日夜分"的功能,"生与成,必得和之精",阴阳两者交接,才能产生"和之精"④,这就是文子所说的:"神明接,阴阳和,万物生矣。"

《内经》云:"帝曰人生有形,不离阴阳,天地合气,别为九野,分为四时,月有小大,日有短长,万物并至,不可胜量,虚实呿吟,敢问其方。"明确了"人生有形"的三要素"阴""阳"与"合气"。隋代杨上善注:"万物负阴抱阳,冲气以为和,万物尽从三气而生,故人之形不离阴阳也。"⑤《道德经》以"冲气以为和"解释《内经》"合气",并分步阐释:首先"从道生一"这个变化过程叫作"朴",然后"一分为二,谓天地也",之后"从二生三"的过程就是"阴阳和气",在"三"的基础上"分为九野、四时、日月乃至万物"⑥。《太平经》的观点与此相同,"天地与中和相通,并力同心,共生凡物"⑦。

可见,"三"是"以为和"的"三","以为和"的"冲气""天地合气""阴阳和气""阴阳之秀气",它们具有一个共同的特征是阴阳交接而成的"中和"之气。因为"阴阳者,要在中和,中和气得,万物滋生,人民和调""中和之气者,盖人受天地之中而生,禀阴阳之秀气,莫非所谓中和也"⑧"人禀天地中和生,气之正者为

① 张玉玲.吕氏春秋[M].太原:三晋出版社,2008:34-35.
② 张松辉.庄子疑义考辨[M].北京:中华书局,2007:44.
③ 潘云清.心理与衰老——生命的三位一体结构及其调控机制[M].北京:中医古籍出版社,2004:403-404.
④ 唐突生,滕蜜释.文子释译[M].武汉:湖北人民出版社,2012:258.
⑤ 刘振声,刘小可.素问若干篇章注证发微[M].济南:山东科学技术出版社,1999:29.
⑥ 薛公忱.儒道佛与中医药学[M].北京:中国书店,2002:112.
⑦ 杨寄林.中华经典名著全本全注全译丛书·太平经(上)[M].北京:中华书局,2013:501.
⑧ 龚鹏程.中国文学批评史论[M].北京:北京大学出版社,2008:214.

诚明"①。

（三）以三调二，"中和"调阴阳

"中和"调阴阳的思想是中医学的基本诊疗思路。首先，"中和"具有调整阴阳关系的重要作用。"中和之气"生于阴阳，且作用于阴阳，和气既是阴阳交并激荡变化的根据，又是阴阳之界分，是"阴阳相错，而变由生也"。就"中和"和"阴阳"的关系而言，司马光概括为"故阴阳者，弓矢也。中和者，质的也"，两者之间是一种弓箭与箭靶的关系，"不可偏废""不可远离"②。又如荀子言"中和者，听之绳也"③，均强调了中和是调和阴阳的准绳和依据。

其次，阴阳"失中和"是导致疾病的原因。阴阳相交产生"中和之气"，即冲气。人体内的阴、阳、冲气三者"和"则内邪不会生成，外邪不会侵袭。如果阴、阳两者失"和"，当冲气尚能调和阴阳时，会有一些生理变化而不会产生病理变化，这就是冲气发挥的"中和"之功，但当冲气不能调和阴阳时，即阴阳失衡超过一定限度，冲气无法调和，导致失中、失和，从而产生疾变，即"两者不和，若春无秋，若冬无夏"，而因此采取的"和"的方式这是《内经》中所言的"是谓圣度"。

第三，中医诊疗强调调和阴阳。《内经》提出"和本曰和"的纲领，前一"和"字为调和之意，"本"指阴阳，后一"和"字为和的状态，指出中医的治疗应调和阴阳使其和谐。明代医家张景岳认为医生诊病施治，必须先审阴阳，因为这是"医道之纲领"，阴阳的情况掌握无谬，治疗用药就更加精准。而复杂的医学理论，可以用一句话概括，就是"阴阳而已"。各种治疗方法在张景岳看来，"损其有余，益其不足，抑其太过，举其不及"都是"大要归诸中和而已矣"④。因此，攻补要恪守中和之道，正如《内经》所言"谨察阴阳所在而调之，以平为期"。凡事恰到好处，把握好一个"度"，过犹不及，因此在临床实践中，遣方用药是不能离开中和观的。中医治疗的用药原则即是利用五味之偏性以调和阴阳、脏腑之

---

① 洪本健.欧阳修资料汇编［M］.北京：中华书局，1995：29.
② 吴枫.中华思想宝库［M］.长春：吉林人民出版社，1990：366.
③ 杨柳桥.荀子诂译［M］.济南：齐鲁书社，2009：136.
④ 罗国杰.中国传统道德［M］.北京：中国人民大学出版社，1995：87.

偏颇,补偏救弊,并注重人体本身的阴阳两者的平和状态,以使五脏能够恢复平和协调。何瑭的《医学管见》亦指出"主于大补大攻,非中和之道"①。过食温热之物或滥用纯阳之品肯定会消耗人体不可或缺的阴气。"阴胜则阳病,阳胜则阴病。"(《素问·阴阳应象大论篇》)大寒、大热之物只可祛邪,而不可扶正,扶正之补虚药多以性温、平为主,守卫阳气而不伤阴,即所谓"壮火之气衰,少火之气壮,壮火食气,气食少火,壮火散气,少火生气"(《素问·阴阳应象大论篇》)。如附子属纯阳之品,大热之物,若滥用附子,或导致正气衰弱,精气耗散。

(四) 合二为一,阴阳致"中和"是中医学健康目标

阴阳两者交互呈现出一体的中和状态,是中医学追求的思维模式和健康目标。董仲舒在《循天之道》中指出:"能以中和养其身,其寿命极。"②人体达到中和的状态才能延年益寿。《礼记·中庸》提出"致中和,天地位焉,万物育焉",《礼记正义》注曰"致,至也。位,正也。育,生长也。言人君所能至极中和,使阴阳不错,则天地得其正位焉。生成得理,故万物其养育焉"③,阴阳、天地等相对的事物,各居其位,交互向荣,万物才能获得生养。

"中和"的状态是"两"(阴和阳)回归所组成的"一"("道""太极""太一"等),当把"阴"与"阳"合在一起就构成了一个圆圈,"所以济物之两而明道之一者也"④,这个圆圈的理想状态就是"中和",折射在中医学中是一种健康的理想状态。

在人体中有无数个阴阳可分,《素问·金匮真言论篇》指出人体的阴阳,外侧、背部、六腑为阳,而内侧、腹部、五脏为阴。《丹溪心法》言"气血冲和,万病不生"⑤,《类经》言"全失中和而无胃气,故死不治"⑥,从正反两方面阐释了"中

---

① 李经纬、孙学成编校.四库全书总目提要·医家类及续编[M].上海:上海科学技术出版社,1992:102.
② 李振宏.四库群经名言名典[M].沈阳:沈阳出版社,2006:709.
③ 唐甄.潜书注[M].成都:四川人民出版社,1984:60.
④ 朱伯崑.易学哲学史中册[M].北京:北京大学出版社,1988:612.
⑤ 谢宁.中医学基础[M].北京:中国中医药出版社,2011:451.
⑥ 张介宾.类经附·类经图翼类经附翼[M].北京:中国中医药出版社,1997:255.

和"状态对健康的重要性。

（五）图解中医阴阳中和

"十二消息卦"见于西汉象数易专家孟喜的卦气说中，其起源可能更早。孟喜用《易经》来解释一年四季的节气变化，从《易经》六十四卦之中选出十二个具有特殊阴阳结构的卦表示一年十二个月的阴阳消长过程（图2-1）。

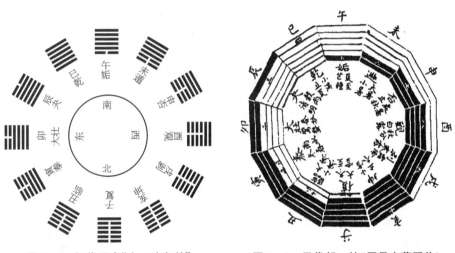

图2-1　汉代孟喜"十二消息卦"　　　图2-2　元代胡一桂《周易启蒙翼传》

元代胡一桂所作"文王十二月卦气图"①（图2-2），本孟喜十二月卦说而来。只是其图采用朱熹以黑白块替代卦爻原本符号的方法而作，所以视其阴阳变化颇为直观。

明代何孟春所著的《易疑》"龙马真象图"②（图2-3）似从胡一桂的《周易启蒙翼传》中的"文王十二月卦气图"发展而来。

明代韩邦奇所著的《易学启蒙意见》有"圣人之心"（图2-4）和"维天之命"（图2-5）两图③，内有"圣人之心浑然天理"（朱熹《论语集注》）；"维天之命于穆不已"（《诗经·周颂》），即此谓天人合德，人与天命自然之合一。

① 施维.周易八卦图解[M].成都：巴蜀书社，2010：220.
② 郭彧.易图讲座[M].北京：华夏出版社，2007：166.
③ 李申，郭彧.周易图说总汇（中册）[M].上海：华东师范大学出版社，2004：936.

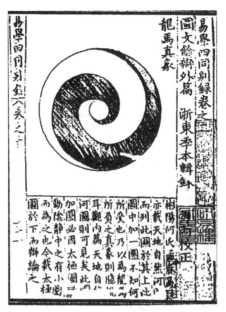

图2-3　明代何孟春《易疑》"龙马真象图"

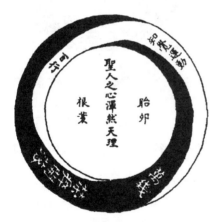

图2-4　明代韩邦奇《易学启蒙意见》
"圣人之心"图

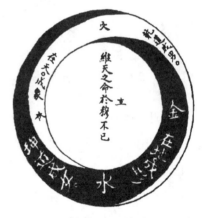

图2-5　明代韩邦奇《易学启蒙意见》
"维天之命"图

　　明代来知德曾学习《周易》29年而著《周易集注》,是南宋朱熹之后集理、象数于一身的易学大师。《易经集注》中将河图与太极相结合,创"太极河图"(图2-6)与"梁山来知圆图"(图2-7)①,与韩邦奇才《易学启蒙意见》中的"圣人之

———————————

　　① 孙国中,董光和.易经指南[M].北京:团结出版社,2008:12.

心""维天之命"和何孟春的《易疑》中的"龙马真象图"相似,似乎有传承关系。来知德曰:"孔子系《易》首章至'易简而天下之理得'及'一阴一阳之谓道''易有太极''形上''形下'数篇,以至于'幽赞于神明'一章,卒归于'义''命',皆不外此图神而明之。一部《易经》,不在四圣,而在我矣……故图于伏羲、文王之前。"

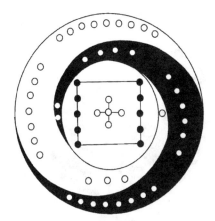 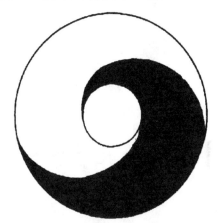

图2-6　明代来知德《易经　　　　　图2-7　明代来知德《易经集注》
　　　　集注》"太极河图"　　　　　　　　　　"梁山来知德圆图"

　　清代胡煦创"循环太极图"①(图2-8)。胡氏自注此图曰"此图成于庚寅三月夜寐时。注想阴阳回旋,相须互根之妙。以两手四指交互之,而得此图之意,爰亟起而图之""以定其两相依附、根阴根阳之理;又阴阳皆旋始而旋终,莫非流行不息之用",声明了其原创性,但是确实构图与来知德版太极近似,但着重强调了循环之义。

　　以上先贤诸图,太极阴阳动而成旋,旋为圆中之圆,以圆心旋动阴阳两仪,但圆心中的奥妙先贤并未作更多的解释。结合文献研究,笔者提出:其中心之小圆为"中和轴",因阴阳旋动交互而生,为"由二生三,阴阳所育之中和"(图2-9),并起到"以三调二,中和调阴阳的作用"(图2-10)。

二、生命存在,三才通和

　　"中和应气"影响着中医精气神学说。在三才中,"中和"常对应于气

――――――――――
① 胡煦.周易函书第一册[M].北京:中华书局,2008:33.

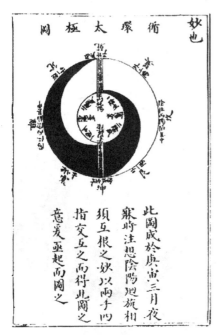

图2-8　清代胡煦《周易函书
约存》"循环太极图"

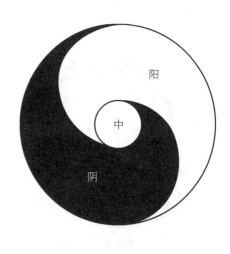

图2-9　中医阴阳中和图

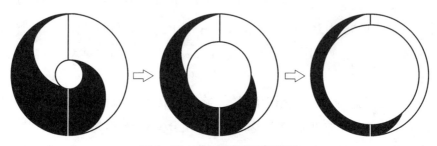

图2-10　中和调节阴阳关系图

（表2-2）。即"轻清者"在上为天，"中和之气"者在中为人，"重浊者"在下为地[1]。

　　古代哲学思想中的精、气、神学说，作为一种特殊的方法论，对中医学中的精、气、神理论有深远影响，对其构建起到了很多启发作用。中医学中的精、

────────────

　①　任继愈.中华传世文选·昭明文选[M].长春：吉林人民出版社，2007：155.

表2-2　"中和"同"气"一览

序　号	天	地	中　和	出　处
1	神	精	气	《太平经》
2	神	精	气	《洞神经》
3	神	精	气	《玉清秘录》
4	神	精	人	《太上老君太素经》
5	神	精	气	《云笈七签》

气、神是中医学最基本的三个概念,可以用以说明人体生命在活动过程中的三个核心要素。在《素问·六节藏象论篇》中写道:"三而成人。"所谓"三",就与"精、气、神"三者密切相关。《太平经·令人寿治平法》言"故人欲寿者",应当重视精气神,"爱气、尊神、重精""养气、积精、全神"。

由此可见,"精、气、神"是"天地中和"在人体的形式。"中和"作为三才的重要组成部分,居于中间,与"气"相对应,并起调和之用。

一是"中和"之气起到承接"精""神"的作用,与"中和"调节"天地"的作用一致。《太平经》认为:"一为精,一为神,一为气。此三者,共一位也。"三者是"天地人之气",它们的关系是"神者受之于天,精者受之于地,气者受之于中和",三者环环相扣,缺一不可。同时,三者相化相生,如《类证治裁》认为:"神生于气,气生于精,精化气,气化神。"因此精为气之本,气为神之主,形为神之宅也①,共同构成人身三宝。

二是"中和"之气是不断运动的,气的运动是天地纽带作用,通过运动发挥和的作用。《太平经》认为气的运行方法是"行于天下地上",使"阴阳相得,交而为和"。《内经》中也有同样的表述,如:《素问·六微旨大论篇》言"气之升降,天地之更用也"。《灵枢·脉度》有论:"天气下降,气流于地;地气上升,气腾于天。故高下相召,升降相因,而变作矣。"变中生中和气,在人体中是不能不运行的,要像"水之流""日月之行"一样不休,才能使"阴脉荣其脏""阳脉荣其腑",这样如环无瑞,"莫知其纪,终而复始",这样流溢的"气"才能"内溉脏腑,外濡腠理"。若气的运化失常,《素问·六微旨大论篇》认为:"出入废""升

_____

① 林琴编,刘荩文主校.类证治裁[M].北京:人民卫生出版社,1988:3.

降息"则"神机化灭""气立孤危",并指出如果没有气的"出入",人就不能"生长壮老已",没有气的升降人体无法"生长化收藏",直接破坏人的健康。

三才者,天地人。《三字经》中短短六个字阐释了三才的基本构成。《周易·系辞下》作了进一步解释:"有天道焉,有人道焉,有地道焉。兼三才而两之,故六。六者非它也,三才之道也。"《易经》八卦由三个爻相叠组成,具有三才之象,其基本元素是阴阳,分别由阳爻"—"和阴爻"- -"的符号为代表,"天道"对应阴阳,"人道"对应仁义,"地道"对应刚柔,乾(☰)、坤(☷)、震(☳)、巽(☴)、坎(☵)、离(☲)、艮(☶)、兑(☱)。可见,八卦的每一个卦都有三爻,上爻象天,中爻象人,下爻象地,呈现天地人的三才的构架。八卦两两相合,又成六十四卦。从"卦位"看,每卦六爻,上两爻象天,下两爻象地,中两爻象人,再次呈现天地人三才的架构(图2-11),是谓"六爻兼三才而两之"。

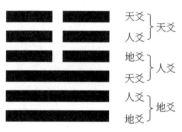

图2-11 六爻与三才关系图

"中和"与天地并,共同构成三才。《周易》认为三才是"天之道""地之道""人之道",《孟子》认为是"天时""地利""人和",而对农业生产而言,"三才"是"天时""地宜""人力"[1]。从三才出现的次序看,与天地生中和一致。《释序卦》言"三才之序,先天地而后万物,万物盈天地之间,人居万物之中",《太平经》言"天地与中和相通,并力同心,共生凡物""夫天地中和凡三气,内相与共为一家",指出"中和"与天、地共为一家。《潜夫论》卷八有载"天本诸阳,地本诸阴,人本中和",指出天与阳、地与阴、人与中和并列称为三才,三才"相待而成,各循其道"才能"和气乃臻,玑衡乃平"[2]。唐太宗李世民言"盖文者,乃三才事物中和之气也"[3]。

将"中和"纳入三才体系的文献屡见不鲜(表2-3),如:《老子·河上公注》言"阴阳生和、清、浊三气,分为天地人"[4]。《太平经》记载:"父象天,母象

① 刘扬.阴阳文化内涵及其英译研究[M].长沙:湖南大学出版社,2010:215.
② 王柏栋编译.潜夫论读本[M].兰州:甘肃人民出版社,2003:337.
③ 蔡磊主.传世私家藏书卷1[M].呼和浩特:内蒙古人民出版社,2001:41.
④ 杨进禄.老子哲学解读[M].北京:文物出版社,2012:23.

地,子象中和。""君导天气而下通,臣导地气而上通,民导中和气而上通。"将"中和"与"父、母、子"中的"子"和"君、臣、民"中的"民"相对应。亦有将"中和"与自然界相对应者,《云笈七签》以"中和"为"流水情"与"黄金精""坤元形"相对应;如《太平经》中将"中和"对应为"日、月、星"中的"星""山、川、平土"中的"平土""地下三尺"中的"二尺""道、德、仁"中的"仁"。

"中和"作为三才中间的重要一环,它是天与地、阴与阳等对立统一实物的联系者和协调者,将三才联结成为一个整体,共同生养万物(表 2-3)。《太平经》认为"天气悦下,地气悦上,二气相通,而为中和之气,相受共养万物,无复有害,故曰太平",三才"合成一家,立致太平"。晋人范宁引徐邈曰"凡生类察灵知于天,资形于二气,故又曰独天不生,必三合而形神生理具矣"①。唐人杨士勋疏:"阴能成物,阳能生物,天能养物……必须三气合,四时和,然后得生,不是独阳能生也。但既生之后,始分系三气耳。"

表 2-3 "中和"与三才之位对应关系一览

序　号	三　　才		出　　处
1	天	地	中和	《太平经》
2	太阳	太阴	中和	《太平经》
3	父	母	子	《太平经》
4	君	臣	民	《太平经》
5	山	川	平土	《太平经》
6	日	月	星	《太平经》
7	地下一尺	地下三尺	地下二尺	《太平经》
8	神	精	气	《太平经》
9	道	德	仁	《太平经》
10	善	恶	善恶	《太平经》
11	黄金精	坤元形	流水情	《云笈七签》
12	清	浊	和	《老子》
13	阳	阴	中和	《潜夫论》
14	天使	地使	中和使	《三命通会》

孟子将三才排序为"天时不如地利,地利不如人和"②,在三才体系中"中和"往往与"人"相对应,文献比比皆是(表 2-4),如:《十六经·前道》曰"上知

① 王逸注.楚辞章句补注[M].长春:吉林人民出版社,2005:88.
② 方勇,高正伟.孟子鉴赏辞典[M].上海:上海辞书出版社,2012:224.

天时,下知地利,中知人事"①;《逸周书·武顺》以左中右排序,天道对应左,人道对应中,地道对应右②,将"中和"与"天、地、人"中的"人"相对应;《三农纪》卷十九记载:"本诸地者其性寒。鸟两足而飞,得乎天者多。兽四足而走,得乎地者多。木立而竖,得乎天者多。草细而柔,得乎地者多。惟人形竖而刚,方得天地中和之气也。"③将"中和"与"鸟、兽、人""木、草、人"中的"人"相对应;李道纯《中和集》言"天地设位,人生于中,是谓三才,故人与物生生而不息"④;《荀子·天论》"天有其时,地有其财,人有其治,是之谓能参"⑤。

表 2-4 "中和"应"人"一览

序 号	天	地	中 和	出 处
1	阳	阴	人	《潜夫论》
2	天	地	人	《昭明文选》
3	天	地	人	《太上老君太素经》
4	天	地	人	《中和集》
5	天	地	人	《荀子》
6	鸟	兽	人	《三农纪》
7	木	草	人	《三农纪》

中和应人,确定了人在天地环境中的位置,影响着独特的天人相应体系,其理念是"人者,顺承天地中和"。董仲舒认为:"天地人,万物之本也。天生之,地养之,人成之。天生之以孝悌,地养之以衣食,人成之以礼乐,三者相为手足,合以成体,不可一无也。"⑥中医学的奠基之作《内经》中多次提及此观点,如"天覆地载,万物悉备,莫贵于人,人以天地之气生,四时之法成",凸显了人的重要性,但同时强调人顺应自然。何以天地之气生?要"天枢之上,天气主之,天枢之下,地气主之,气交之分,人气从之,万物由之"。何以法四时?要"春生夏长,秋收冬藏,是气之常也,人亦应之"。对《周易》颇有研究的张景岳

---

① 陈鼓应.道家易学建构[M].北京:商务印书馆出版社,2010:25.
② 高亨.周易大传今注[M].济南:齐鲁书社,2009:91.
③ 张宗法.三农纪校释[M].北京:中国农业出版社,1989:596.
④ 岑孝清.李道纯中和思想及其丹道阐真[M].北京:宗教文化出版社,2010:243.
⑤ 柯树泉.太安大典系列·三才秘典[M].上海:上海科学技术出版社,2011:2.
⑥ 冯友兰.中国哲学史下[M].北京:商务印书馆,2011:22.

言"故曰天人一理者,一此阴阳也,医易同源者,同此变化也",《传家集》言"天不中不和则病人,人不中不和则病天,此所谓天人相与之道也"。

这样的整体思想贯穿于中医理论体系,中医学治疗从人体的整体内环境、人的身心、人与自然的关系进行整体考虑,使"血和""卫气和""志意和"和"寒温和",实现"经脉流行,营复阴阳,筋骨劲强,关节清利""分肉解利,皮肤调柔,腠理致密""精神专直,魂魄不散,悔怒不起,五脏不受邪""六腑化谷,风痹不作,经脉通利,肢节得安",达到"人之常平"的状态。如《春秋繁露》所言"此中和常在乎其身,谓之得天地泰。得天地泰,其寿引而长"①,正是中医学整体观念的思维模式。

为什么中医看病要从头问到脚,还要考虑季节气候等因素?那是因为中医的视域是宏观的。如《素问·生气通天论篇》认为:"天地之间,六合之内。"人体的"九窍""五脏""十二节"与"九州之气"均与"天气"相通。人体是一个小天地,内部的气血、津液、脏器等密切联系,相互影响。宇宙是一个大天地,万事万物相互联系,人作为其中的一个组成部分,与万物浑然天成,密不可分,即《道德经》所言"人法地,地法天,天法道,道法自然"(图 2 - 12、表 2 - 4)。

后世众多医家重视三才思想和《易经》的研究,孙思邈在《大医习业》中指出:"《周易》六壬,并须精熟,如此乃得为大医。"张景岳在《类经》和《类经附翼》中对《易》与中医的关系论述颇丰,他认为:《易》理和医理是相通的,即"《易》具医之理,医得《易》之用",甚至《易》的这本书"一言一字,皆藏医学之指南;一象一爻,咸寓尊生之心鉴",人体的"头足五脏","实为上中下",是"法于天地人"之谓,因此"然则医不可无《易》,《易》不可无医"。孙一奎也有相同的认识,在《医旨绪余》作《不知〈易〉者不足以言太医论》"故深于《易》者,必善于医。精于医者,必由通于《易》……故曰不知《易》者,不足以言太医"②。

三才思想对中医具有深远的影响,并已成为中医学术体系的重要组成部分,如:天人相应说、三阴三阳说、三部九候说、三焦说、精气神说等无不受到

---

① 曾振宇、傅永聚注.春秋繁露新注[M].北京:商务印书馆,2010:342.
② 孙一奎.医旨绪余[M].南京:江苏科学技术出版社,1983:5.

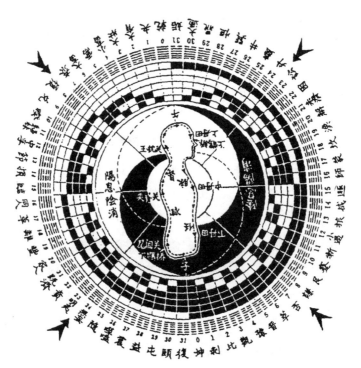

图2-12　伏羲六十四卦与人体元气的周天运行

三才思想的影响。《内经》将天地人看作一个整体："夫人生于地,悬命于天,天地合气,命之曰人。"认为行医要知天、知地、知人,"夫道者,上知天文,下知地理,中知人事,可以长久"。病因有:"邪之所在,皆为不足。故上气不足,脑为之不满,耳为之苦鸣,头为之苦倾,目为之眩。中气不足,溲便为之变,肠为之苦鸣。下气不足,则乃为痿厥心悗(《太素》作足,悗)。"诊病要"上合于天,下合于地,中合于人事"。

三、生命系统,五行和中

(一)"中土五行"模式

五行学说是我国古人在生产、生活实践经验的基础上,总结提炼出的哲学思想。关于五行的起源,主流的说法有几种。一是"五方"说,东、西、南、北为四方,在我国商代已将"中"纳入其中,称"中商",与四方并列成为五方,教化百姓因地开展农牧生产。二是"五星"说,《汉书·律历志》认为:"五星"合于"五行",其中"水合于辰星,火合于荧惑,金合于太白,木合于岁星,土合于填星",传说帝尧任命羲和二人为掌管天地之官,根据星相,"定四时成岁",制定历法,以历法"敬授人时",指导农业生产。三是"五工"说,奴隶社会初期,出现了手工业的社会分工,即攻金、攻木、治土、治水、治火,称为五工。国家设立"五工正"称为五行之官。四是"五材"说,以"金、木、水、火、土"五种物质作为五行,《尚书·大传》将金、木、水、火、土对百姓的生活应用进行了初步的划分,"水火"用于饮食,"金木"用于兴作,而"土"是"万物之所资生,是为人用"①。五是"五德"说,邹子有《终始五德》说,言土德所不胜木德,之后是金德、火德、水德,对我国历代统治者所重视②。

以上五种学说与生产生活密切相关,类似于古埃及和古巴比伦的三元素说(水、空气、土)、古希腊的四元素说(风、火、土、水)、印度的四物质说(地、水、火、风),把五行等同于五种基本物质元素。但是这种情况在《尚书·洪范》出现后得到了根本性的改变。《洪范·九畴》不仅定义了"五行",即金、木、水、火、土,还对五行的各自特性和功能作了"润下""炎上""曲直""从革""稼穑"的诠释,并赋予了咸、苦、酸、辛、甘的味的匹配③。五行的含义在五元素的基础上进行了极大的扩展,赋予了哲学上的内涵。孔颖达《五经正义》说"五行,水、火、金、木、土也。分行四时,各有其德"④,已经上升为事物属性的抽象概念,已超越了实体形态(表2-5～表2-8)。

表2-5　中医五行学说

五行	特性	本义	引申义
木	曲直	曲,弯曲;直,不弯曲	生长、升发、条达、舒畅
火	炎上	炎,热;上,上升	炎热、向上、升腾
土	稼穑	稼,春种;穑,秋收	长养、生化、承载、受纳
金	从革	从,顺从;革,变革	沉降、肃杀、收敛、清洁
水	润下	润,滋润;下,向下	滋润、下行、寒凉、闭藏

---

① 陈明源.中医基础[M].昆明:云南科技出版社,2010:8.
② 萧统编,李善注.文选上[M].西安:太白文艺出版社,2010:565.
③ 何新.大政宪典尚书精解[M].哈尔滨:哈尔滨出版社,2005:218.
④ 孔安国注.四库家藏尚书正义[M].济南:山东画报出版社,2004:222.

表 2-6　自然界事物属性的五行分类

五行	五音	五味	五色	五化	五气	五方	五季
木	角	酸	青	生	风	东	春
火	徵	苦	赤	长	暑	南	夏
土	宫	甘	黄	化	湿	中	长夏
金	商	辛	白	收	燥	西	秋
水	羽	咸	黑	藏	寒	北	东

表 2-7　人体属性的五行分类

五行	五脏	五腑	五官	五体	五志
木	肝	胆	目	筋	怒
火	心	小肠	舌	脉	喜
土	脾	胃	口	肉	思
金	肺	大肠	鼻	皮毛	悲
水	肾	膀胱	耳	骨	恐

表 2-8　《孔子家语·五帝》中的五行分类

五行	五代	五帝	五官	五官之人	五德	人事所敛用	戎事所乘	牲
木	周	太皞	句芒	重	木德	日出	骐	骍
火	陶唐(尧)	炎帝	祝融	黎	火德	—	—	—
土	有虞(舜)	黄帝	后土	句龙	土德	—	—	—
金	夏	少皞	蓐收	该	金德	昏	骊	玄
水	殷	颛顼	玄冥	修、熙	水德	日中	翰	白

五行是中医理论体系的重要组成部分。《内经》托名黄帝所作,而五行的起源也传说与黄帝相关。《史记·五帝本纪》中提到黄帝"乃修德振兵,治五气,艺五种"①,这里的"五气",《集解》引王肃曰"五行之气"②。《史记·历书》记载:"神农以前尚矣。盖黄帝考定星历,建立五行,起消息,正闰余,于是有天地神祇物类之官,是谓五官。"《史记索隐》"谓春甲乙木气,夏丙丁火气之属,是

①　司马迁.史记[M].郑州:中州古籍出版社,1994:388.
②　周桂钿.中国哲学研究方法论[M].太原:山西教育出版社,2006:74.

五气也"①。在哲学上的五行学说发展完备的同时,以《内经》为代表的中医五行理论也几乎同步成熟起来,哲学思想成果迅速被中医理论体系所吸收。如:将五行和五脏与情志相对应,认为人的五脏,可化生五气,五气"以生喜怒悲忧恐",根据五方的环境产生的常见病进行治疗,"故东方之域,天地之所始生也……其病皆为痈疡,其治宜砭石……西方者,金玉之域,沙石之处,天地之所收引也……其病生于内,其治宜毒药……北方者,天地所闭藏之域也……脏寒生满病,其治宜灸焫……南方者,天地所长养,阳之所盛处也……其病挛痹,其治宜微针。中央者,其地平以湿,天地所以生万物也众……其治宜导引按跷,故导引按跷者,亦从中央出也"。

五行与中和的来源皆为天地阴阳相交所生。《说文解字》言"五,五行也。从二",五的产生是"阴阳在天地间交午也"。周敦颐亦言"阳变阴合而生水火木金土"②"有阴阳则一变一合而五行具"。《河洛原理》也认为:太极产生阴阳,"阴阳化合生五行",五行萌生之后,"随含万物"③,都明确了五行由阴阳相交合而生。五行中的"金木水火土"来源于天地,《左传·襄公二十七年》载:"天生五材,民并用之,废一不可。"其五材便是五行之雏形。《素问·天元纪大论篇》云"天有阴阳,地亦有阴阳。木火土金水,地之阴阳也,生长化收藏下应之",进一步阐释了阴阳和五行的密切关系,即《灵枢·官能》云"言阴与阳,合于五行"。

五行学说以中和为贵,是一种"中土五行"理论模式。《管子·四时》提出:"中央曰土",而土德拥有辅助的力量,能够起到"四时入出,以风雨节,土益力,土生皮肌肤"的作用,因此土德是"和平用均,中正无私"的,可以"实辅四时……此为岁德"④,即以土居中央,下为水,上为火,左为木,右为金的模式分布五行,强调土居中央、中控四方的理论,是中国古代"尚中"思想的反映。《五行之义》言"木,五行之始也;水,五行之终也;土,五行之中也",具体为木左、金

① 剑楠.二十五史珍藏版[M].长春:吉林大学出版社,2011:2.
② 邓铁涛,郑洪.中医五脏相关学说研究从五行到五脏相关[M].广州:广东科技出版社,2010:116.
③ 黄中平.《黄帝内经》与《易经》里的养生之道[M].北京:北京理工大学出版社,2010:16.
④ 冯友兰.中国哲学史(上)[M].北京:商务印书馆,2011:177.

右、火前、水后、土中央的形式，董仲舒指出五行这种空间位置排列结构是"天次之序"，是"不偏不倚"的结构，是最佳功能结构，《五行相生》认为五行的结构"逆之则乱，顺之则治"。

《易·系辞上》曰"河出图，洛出书，圣人则之"，《河图》（图 2 - 13）和《洛书》（图 2 - 14）。传说是古人观察天象而作，在夏、商、周时已经为先民所重视，对于中华传统文化的形成和发展具有重要的作用。《河图》和《洛书》构造简约明晰，基于二进制的模式。其中《尚书大传·五行传》提及《河图》的结构是：天一生水，地六成之；地二生火，天七成之；天三生木，地八成之；地四生金，天九成之；天五生土，地十成之。《易传·系辞》指出《河图》的结构为："天一地二，天三地四，天五地六，天七地八，天九地十。"《洛书》载九履一，左三右七，二四为肩，六八为足，以五居中的结构与《河图》均指出为中央区域的"天五"，天五既是中土，也可视为缩小的五行结构。五行排位与《河图》《洛书》构型方位相合"中五立极，临制四方"[①]，上南下北，具有"中"的美感。

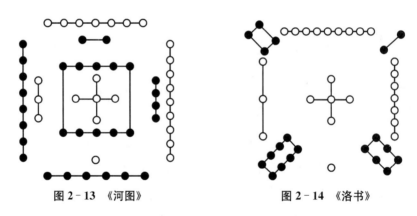

图 2 - 13　《河图》　　　　　　图 2 - 14　《洛书》

此外，《河图》与《洛书》数字排序内蕴尚"五"的思想内涵。两者都以数字 5 居于正中。《河图》"天数五，地数五，五位相得而各有合。天数二十有五，地数三十，凡天地之数五十有五"（图 2 - 15），《洛书》转换成数字九宫格后（图2 - 16），横竖斜相加都等于十五。《素问·金匮真言论篇》中"东方青色……藏精于肝……其类草木……其数八"与《河图》的"地八成木"一致；"南方赤

---

① 袁立.易经[M].武汉：武汉大学出版社,2011：147.

色……藏精于心……其类火……其数七"与《河图》的"天七成火"一致；"中央
黄色……藏精于脾……其类土……其数五"与《河图》的"天五生土"一致；"西
方色白……藏精于肺……其类金……其数九"与《河图》的"天九成金"一致；
"北方色黑……藏精于肾……其类水……其数六"与《河图》的"地六成水"
一致。

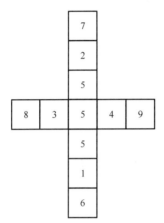

图 2－15　《河图》数字关系　　　　　图 2－16　《洛书》数字关系

(二)"土性中和"与中医学脾胃学说

五行"金木水火土"各要素都具有独特的功能和不可替代的地位，其主要
特点是土性中和。如《楚辞补注》卷九指出："御后土之中和。"指出土色黄而味
甘，"故言中和也"[1]，方以智的《物理小识》曰"土为冲和之气"，王安石在《洪范
传》亦云"土者阴阳冲气之所生"[2]，这里的冲气就是"中和之气"。土虽生于阴
阳但无阴阳之偏性，《书影》卷一曰"土不独功火而亦功水，盖土性中和，火热则
滋其润而伏金，水寒则资其温而滋木，故土虽居中央，而实旺四季"[3]，《易经》的
四象由太极两仪而生，分别是：太阳、少阳、太阴、少阴，与五行相对，则木为少
阳，火为太阳，金为少阴，水为太阴。土在四象之外，无阴阳的偏性，居中位，为

---

① 洪兴祖注，卞岐整理.楚辞补注[M].南京：凤凰出版社，2007：263.
② 傅云龙，吴可.唐宋明清文集(第1辑)：宋人文集卷二[M].天津：天津古籍出版社，2000：962.
③ 周亮工.书影 5 卷[M].上海：古典文学出版社，1957：30－31.

中和。

土具有中和的特质,有五行之主之称。《春秋繁露·五行之义》称:"金木水火虽各职,不因土方不立……土者,五行之主也。""五行莫贵于土,土之于四时,无所命者,不与火分功名。"①《淮南子·地形训》"位有五材,土其主也"。

土之贵离不开其独特的"育物"作用,这与"中和"生物的理论相契合。《类经》卷五言"土得天地中和之气,长养万物",《白虎通·五行》载:"五行之性,土为最大。"它具有"包含万物"的功能,能够"将生者出,将归者入,不嫌清浊",所以为万物母。同时,木、火、金、水的生成都不离土,"木非土不生,火非土不荣,金非土不成,水非土不高,土扶微助衰",五行的运行"历成其道,故五行更王,亦须土也",这也奠定了土在五行中独特地位,"王四季,居中央,不名时"。

中和之脏为脾,大量文献将中和与脾相联系。如:《太平经》言"中和之气,与脾相连,四出季乡,乃返还戊己,中居辰戌,丑未为根"②;《云笈七签》言"脾为中和宫、太素府"③;《老子中经》言"其右黄者,中和之精也,脾土之气也"④。

脾为五行之主对医学发展影响尤深。《内经》言"脾为孤脏,中央土以灌四傍""肝气温和,心气暑热,肺气清凉,肾气寒冽,脾气兼并之"⑤。李东垣在《脾胃论·阴阳寿夭论》中指出:"地气者,人之脾胃也,脾主五脏之气,胃主五脏之精,皆上奉于天,二者俱主生化,以奉升浮,是知春生夏长皆从胃中出也。"⑥李时珍在《本草纲目》记载:"以禹贡辨九州岛之土色,周官辨十二壤之土性。"形容土为"五行之主""坤之体",以黄为正色,以甘为正味,其德为"至柔而刚,至静而常,兼五行生万物而不与其能,坤之德其至矣哉",在人体中,土与"脾胃应",因此"诸土入药,皆取其裨助戊己之功"⑦。脾土不"独主于时",与四时四方无配属,而四时之中皆有土气,土敦厚而生万物;在人体,脾属土而为精气血

---

① 杨寄林.中华经典名著全本全注全译丛书·太平经(下)[M].北京:中华书局,2013:57.
② 杨寄林.中华经典名著全本全注全译丛书·太平经(中)[M].北京:中华书局,2013:1160.
③ 张君房纂辑,蒋力生等校注.云笈七签[M].北京:华夏出版社,1996:370.
④ 王书良等总主编,宋崇实主编.中国文化精华全集6宗教卷3[M].北京:中国国际广播出版社,1992:20.
⑤ 王冰撰注,鲁兆麟主校.黄帝内经素问[M].沈阳:辽宁科学技术出版社,1997:157.
⑥ 李杲撰,彭建中点校.脾胃论[M].沈阳:辽宁科学技术出版社,1997:22.
⑦ 李时珍.本草纲目(第1册)[M].哈尔滨:黑龙江美术出版社,2009:239.

津液的生化之源,长养四脏,充养全身,一年四季之中,任何脏腑在任何时令,都离不开脾土运化之水谷精气的滋养,所以脾为后天之本,是人体极其重要的脏器。

(三) 五行生克制化合乎节度

五行"金、木、水、火、土"的关系以和为贵,"五行二句,又所以总结之,归于中和而已"[①]。在我国传统命理学上拥有非常高地位的《三命通会》对此进行了集中的论述:"五行贵在中和理求之,求之勿苟言,掬尽寒潭须见底。"[②]"若得令身强,用事有助,则柔者不失之柔。中间又分木火为阳,金水为阴,皆喜生扶资助,要以中和为贵。""定四时有旺无旺,察五行有气无气,随物而变物,因类而求类。五行俱要中和,一物不可偏枯。""五行俱要中和,一物不五行克制,要得中和,而太过不及,胥失之矣。"均提出五行俱要"中和"。《内经》提出"五味入口,藏于肠胃",之后可以"以养五气,气和而生,津液相成,神乃自生",亦强调"五"与人体之间的关联。

中医以五行学说来阐明人体生理、病理以及与自然的关系。五行是指气的五种运动形式。五脏之间按其属性进行归类,运用五行生克制化规律,来解释五脏在生理上既相互资生,又相互制约,从而使五脏处在一种协调状态。如果失其节度,就会出现"气有余,则制己所胜而侮所不胜;其不及,则己所不胜侮而乘之,己所胜轻而侮之"的病理变化。"亢则害,承乃制,制则生化,外列盛衰,害则败乱,生化大病",讲的就是这个道理,而"虚则补其母,实则泻其子"则是运用五行的生克制化原理,补不足、泻有余,达到调和五脏功能的目的。

从中医五行关系模式可以看出,其整体把握是以和为贵的。人体内的五行调和,则五脏和,疾病少作,即《三命通会·论疾病先知五脏六腑所属干支》所言"若水升而火降,火降而金清,金清而木平,木平而土不及克,五脏各得中和之气,疾病何自生焉?人之四柱,内外上下,五行和者无疾"。如果五行失和,那么五脏将会受损,和则相生,战则相克。

---

① 郑同.星命下[M].北京:华龄出版社,2008:1069.
② 万民英.三命通会[M].郑州:中州古籍出版社,2001:76.

"五行"达到"中和"的状态,不是定势的、固化的,而是在变化中求和。五行之所以称作"行",就是有动的意义。《说文》"行,人之步趋也",《广雅·释话》云"行,往也;去也;迹也",都有行动的意义。言及五行的运动,《白虎通·五行》"言行者,欲言为天行气之义也",《太平经》云"五行者,五气也。于其方各施行也"。《尚书·洪范》孔颖达疏:"谓之行者,若在天则五气流行,在地世所行用也。"①《素问·五运行大论篇》"天地动静,五行迁复",依五行学说来看,在自然界中,五行无时不处于变化之中。

金、木、水、火、土均有自己独特的"行为":"木曰曲直"是指木具有生长、升发、能曲能直的特性;"火曰炎上"是指火具有炎热、向上燃烧的特性;"土爰稼穑",春种曰稼,秋收曰穑,是指土具有载物种植庄稼,生化万物的特性;"金曰从革",是指金具有可塑性,能够制成各类器物,具有肃杀、变革、整顿、平息等特性;"水曰润下",是水具有滋润、向下的特性,在中医理论中表现为五脏系统的独特功能。

朱清时院士言"中医属于复杂性科学",这个复杂在五行理论中表现得更加明显,人体系统的复杂性通过五行的"生克乘侮"体现出来。五行的动态性,是一种学术共识而针对疾病的治疗。为什么患者往往觉得中医诊疗更加亲切?那是因为中医诊疗不但要关心人的"病",更以整体的视角和辨证的思维关注生病的"人"。医疗本就当如此,这种思想与现代医学的理念也是相契合的。人体不是由体液、肌肉、骨骼组装而成的产品,而是牵一发动全身的鲜活生命体。中医学强调"调理",实际上就是调理复杂的系统关系,使其恢复"中和"的状态。

四、生命运动,动中求和

"动静结合"则是强调在养生中要保持两者的适度与调和,更是"形神合一"理论的深化和拓展,所谓"动以养形,静以养神",同样要和谐才能有益于健康。而动静结合贵在"形动而神静",以形动求神静。生命的运动规律贵在"动中求

---

① 张兵.《洪范》诠释研究[M].济南:齐鲁书社,2007:226.

和"，即《金匮要略·脏腑经络先后病脉证》所云："若五脏元真通畅，人即安和。"人体的安和，体现在五脏元真通畅、营卫气血安和、升降出入协调等方面。

(一) 营卫气血，以和为安

营卫气血是维持人体生命活动的重要物质基础。《灵枢·营卫生会》曰："其清者为营，浊者为卫，营在脉中，卫在脉外，营周不休，五十而复大会，阴阳相贯，如环无端。"如果营卫失和则为病。《伤寒论》第 95 条讲："太阳病，发热、汗出者，此为营弱卫强，故使汗出。欲救邪风者，宜桂枝汤。"此用桂枝汤，意在调和营卫。气为血之帅，血为气之母，气存血中，血以载气的同时，血不断为气的功能活动提供水谷精微。气属阳，血属阴，在正常生理情况下，气血阴阳是相对和谐的。反之，则如《素问·调经论篇》所说："血气不和，百病乃变化而生。"在治疗时，便应调整气血之间的关系，正如《素问·至真要大论篇》所谓"疏其血气，令其条达，而致和平"。

(二) 中焦如衡，非平不安

中焦包括了脾和胃的功能，足太阴脾与足阳明胃，两者互为表里。脾主运化，胃主受纳，共为人体气血生化之源。脾气以升清为顺，胃气以降浊为和，脾胃配合，燥湿相济，气机升降有度。若脾胃功能失调，则水液气机代谢异常，如《素问·阴阳应象大论篇》所言"清气在下，则生飧泄；浊气在上，则生䐜胀"等症，故吴鞠通强调"中焦如衡，非平不安"。

(三) 升降出入协调

手少阳三焦是水火气机的通道，气化的场所，元气之别使，内寄相火。《灵枢·本脏》云："三焦膀胱者，腠理毫毛其应。"三焦气机调畅，则表气调和。说明三焦与太阳主表的关系，太阳阳气通过三焦的体表输布，起到温煦肌表、调节体温、防御外邪的作用。足少阳胆腑藏精汁，主疏泄，精汁排放有规律，则阳明之气可降，受纳功能正常；太阴之气可升，运化功能正常。足少阳胆腑既主疏泄，又主决断，情志调畅，使精神愉悦而少抑郁；心情轻快而少焦虑；思考果断而少犹豫。可见少阳经脉，少阳胆腑，虽在人体的一侧，但其阳气影响所及，却是表里内外无处不及的,少阳阳气的作用是全身的。手少阳三焦与太阳之表有关,足少阳胆与阳明之里有关,故后世称少阳主半表半里。少阳像门轴,轴的运转灵活,能调节内外的畅达,所以《内经》言少阳为枢,其以条达为用。少阳的调达对脾胃的升降、五脏六腑的新陈代谢和精神情志活动有重要的调节、促进和控制作用。

生命是脏腑组织功能活动的综合,脏腑的生理功能可概括为:升其清阳,降其浊阴,摄入所需,排也所弃。《素问·六微旨大论篇》说:"升降出入,无器不有。故器者生化之宇,器散则分之,生化息矣。故无不出入,无不升降。"机体内的阴阳和调及机体内外环境的相互联系,物质能量的交换,新陈代谢的进行,皆有赖气的升降变化得以实现。《素问·经脉别论篇》也说:"饮入于胃,游溢精气,上输于脾,脾气散精,上归于肺,通调水道,下输膀胱,水精四布,五经并行。"脏腑的功能活动如此有序地运动着,使"清阳出上窍,浊阴出下窍,清阳发腠理,浊阴走五脏,清阳实四肢,浊阴归六腑"。只有升降出入和调,人体生命过程中的气血、津液、阴阳才能发挥其正常的功能,所以说"死生之机,升降出入而已"。

(四)"失和"是疾病发生的基本原因

中医学认为六气变化规律为自然界万物的生长变化提供了必要的条件,但六气的太过或不及的失和状态,又是导致疾病发生的重要原因。邰东梅就儒家"致中和"理论对中医病因学的影响进行了研究,认为中医病因中时气失常、情志失平、饮食失节、劳逸失度等可概括为四个字:"失中为病。"陈立夫指出中医学以风、寒、暑、湿、燥、火等天象来分析病象,并配合四季节气的变化来处方用药的诊疗思维深受《易经》"天人合一"中和思想的影响。邓占明指出情志中和是中医养生学的重要思想与法则之一,在祛疾延年的过程中,情志中和养生有着颇强的作用和地位,始终置情志于"中和"状态,不但可以祛疾,更有利于跻登寿域、尽享天年。他认为情志摄养以"中和"为宗旨,而关键在于把握一个"度"字,使其处于既不绝对寂静如痴,又不至于动无制节,而力致保持在动静有常,七情弛张有序的最佳状态,如此才不失情志中和养生的根本则意。叶明花提到在精神养生方面,朱权继提出神隐养生观之后,受古代中和思想的影响,倡导中和养生之法,并在其著作《活人心法》中创立人生修养的处方"中和汤",使中和养生的内容更加具体,更便于践行,从而在一定程度上传承、发展了古代精神养生的智慧。

第三节 能中和者必久寿

从古至今,长寿一直是人类的美好向往和共同追求,而养生,则是人类追求祛病延年、实现健康长寿的重要途径之一。随着科技不断发展与文明开化程度的提升,人类的寿命已经从远古时期的十几岁提升到了现在的平均 70 岁以上。尽管如此,人类对于长寿的孜孜追求不仅不减,反而更甚。近年来,全社会普遍呈现的井喷式"养生热"就是最好的佐证。

"养生热"催生各种良莠不齐的养生手段、养生学说,如过江之鲫却也难免饱受诟病,而盲从的愚昧态度更非正确的养生观。因此,唯有建立正确的养生意识,并以此为基础全面提升生命的精彩程度(包括延长寿命、促进健康、调畅情志、实现内心成就感等),才能真正达到养生的目的。

源远流长的中国传统文化孕育了"中和观"的思想。吸收了大量营养的中医"中和"养生观,历经沉淀,思想深邃,实用价值极高,可谓是不可多得的瑰宝。

一、名有其三,养生亦称"摄生""道生"

"养生"在我国是一个历史悠久的话题。中医"养生"一词,古代又称为"摄生"或"道生",最早由道家提出。

在道家经典《老子》中已有"盖闻善摄生者,陆行不遇兕虎,入军不被甲兵"的记载。《庄子》中亦多次提及"养生"一词。这里的"养"即保养、调养、补养、养护之意,生指生命、生存。

"摄生"一词则最早见于杨上善编著的《黄帝内经太素》。杨氏将《素问》《灵枢》两个八十一篇,各归其类,"摄生类"也在其列。其后,明代医家张景岳所著《类经》和清代医家薛生白所著《医经原旨》都沿用了"摄生"一词。

明代医家李中梓则据《内经》原文"……把握阴阳，呼吸精气，独立守神，肌肉若一，故能寿敝天地，无有终时。此其道生"，认为此"道生"亦是养生之意。

二、"中和"之医，养生亦从"中和"而求

（一）中医实为"中和之医"

之所以称中医为"中和之医"，是因为"中和"二字可谓是对中医核心思想的高度哲学概括。

具体而言，中医学的认知观念中，体现最充分的莫过于"中和"思维——"执中致和"是中医药文化理念的核心思想。中医认识论中的"天人合一"、治疗原则上的"执中致和"、药物应用中的"补偏救敝"等，无不是"中和"思维的不同体现。"致中和"是摄生之要，衣食居行不过其节，立身行事合乎中道，方可益智延寿，人与自然之间，做到和谐发展，这是中医对于群体和自然环境整体观的认识。

中医经典《内经》也有诸多对"中和之医"的侧面论述。譬如，在分析上古之人所以能"度百岁而去"的原因时，《内经》认为主要是因为他们"法于阴阳，和于术数，食饮有节，起居有常，不妄作劳。故能形与神俱，而尽终其天年，度百岁乃去"（《素问·上古天真论篇》），强调唯有在和谐而有规律、劳碌而不疲倦的生活状态下，才能形神兼备，和谐生存。又如"是以志闲而少欲，心安而不惧，形劳而不倦，气从以顺，各从其欲，皆得所愿。故美其食，任其服，乐其俗，高下不相慕，其民故曰朴"（《素问·上古天真论篇》），强调在生活充实而欲望克制的状态下，人们对于自己的人生满足而感恩，在"相应"的天人关系中达到了动态的平衡，即是具备了"中和之德"，如此才可以保持康乐安宁的状态，活到天寿，无疾而归。

（二）"中和之医"当"以和而养"

陶弘景云："能中和者，必久寿也。"（《养性延命录·教诫篇》）正是因为中医系"中和之医"，故而中医论养生，也素来以"和"为核心思想，即认为"允执其

中,不偏不倚"才是养生的大前提。而顺应观、虚静观与处世观则是"允执其中"思想的三方面体现。

1. 道法自然的"顺应观"　所谓"顺",就是顺应自然趋势及事物的时序变化因素,做到随心、随意、随时、随缘,而不应有"刻意"的成分。中医认为,唯有做到心情顺、饮食顺、体力顺、保养顺,才可以达到养生的最终目的。

可以说,无论是治则治法,还是养生预防,中医都强调顺应人体气机之势,顺应正气抗邪之势,顺应天时之势,顺应地理差异之势。换句话说,这也是中医学独具一格的顺势思维在养生实践中的具体应用。

2. 恬憺虚无的"虚静观"　陶弘景以"若能游心虚静,息虑无为,服元气于子后,时导引于闲室,摄养无亏,兼饵良药,则百年耆老是常分也"(《养性延命录·序》)阐释了"虚静观"的实质,并引用古代寿星彭祖的话"道不在烦,但能不思食,不思声,不思色,不思胜,不思负,不思失,不思得,不思荣,不思辱,心不劳,形不极,常导引、纳气、胎息耳"进一步解释,所谓"虚静观",其实就是通过"虚"心、"静"神的方法,来达到生命的最佳状态。

"虚静观"指导下的养生,要求在内心做到"恬憺虚无",在情志上做到"清静安和"。

3. 志闲寡欲的"处世观"　《素问·上古天真论篇》载:"志闲而少欲,心安而不惧,形劳而不倦,气从以顺,各从其欲,皆得所愿。"可见志闲寡欲是修身养性的一个重要前提,这一思想在后世也得到了养生家的推广。如嵇康就在《养生论》中指出:"清虚静泰,少私寡欲。知名位之伤德,故忽而不营,非欲而强禁也。识厚味之害性,故弃而弗顾,非贪而后抑也。外物以累心不存,神气以醇白独着,旷然无忧患,寂然无思虑。"

纵比古今,上古大同之世或无欲无求,然而高度文明化的今天,阶层分化在所难免,这也无形中激发了人们对于欲望的强烈苛求,包括邪欲、贪欲、淫欲等,诸如此类皆会破坏心身的中和状态,造成追悔莫及的后果。

(三)"以和养生"思想的"百家争鸣"

中医学根植于中国古代哲学思想,糅合了儒、道、释等诸子百家的哲学观点,并博采众家之精,以此形成了完整的学术理论体系。而中医养生学作为中医学宽厚理论体系的派生分支,当然也离不开传统古代哲学思想这一根基。

从萌芽、形成到发展的过程中,中医养生学逐渐成为中医关于人体生命养护的理论原则和经验方法的高度集结。尤其在先秦时期,各学术流派"百花齐放",璀璨的思想文化不断碰撞,形成了"百家争鸣"的思想格局。其中,对于中医"以和养生"的中和养生观,诸子百家中亦是涌现了大量绝妙的思想认识,又以儒家、道家最为经典。

1. 儒家论"和","致中和"而贵"和" 儒家"致中和"思想对中医养生学的形成、发展影响深远,甚至有中医史学方面的研究认为,"养生贵'和',能中和者必久寿"的观点就来源于此,而历代养生家会把顺应自然、有动有静、劳逸结合、阴阳"平衡"、形神共养所形成的最佳境界称之为"和",也与儒学思想有着诸多关联。

儒家为春秋时期孔子所创,是中国文化的源头之一,被尊为"显学",成为中国古代文化的主体,并广泛渗透于古代科学文化的各个领域。其核心命题是"致中和"思想,认为"致中和,天地位焉"。"中和"一词首出《周礼·大司乐》,后经孔子注入中庸之道普遍和谐观的丰富内涵,而成为儒家的核心思想。儒学的"中和"观涵盖五个层面:人之身与心、人与自然、人与人、个人与社会、民族与国家的中和。《和谐论》亦指出:"中、和,这种事物多样性统一与协调状态,本是天道运行的最佳状态。"它是一种涵盖了自然、社会、人生统一体系的最高法则,是宇宙生成、万物化生、自然社会、伦理道德等诸方面的最佳体现。推而极之,致中和,天地就各得其所,万物便生长发育,自然界便处于一种最佳的和谐动态之中,对于人体而言,则是生命存在及运动的理想健康状态。

新儒家思想代表董仲舒在《春秋繁露·循天之道》提出的"能以中和养其身者,其寿极命"就是儒家对"中和"养生观的高度肯定。他强调"循天之道以养其生,谓之道也……成于和,生必和也;始于中,止必中也。中者天地之所终始也,而和者,天地之所生成也……是故能以中和理天下者,其德大盛"。即养生必须"循天地之道",不失中和,才能达到天人之和。而后世理学大家朱熹在推行儒家思想哲理化过程中亦有"持养之久则气渐和,气和则温裕婉顺,望之者意忿解而无怒之患矣"的论述。

2. 道家论和:"知和曰常,知常曰明" 在道家哲学里,"和"是社会生命的最高精神表现。"知和曰常,知常曰明",显然,在老子看来,"和"就是世界的客观规律,也是生命本身所固有的需求。因此他说:"万物负阴而抱阳,冲气以为和。"(《老子》第四十二章),"清轻者上为天,浊重者下为地。冲和气者为人。"

同时,"和"也被认为是生命万物固有的精神。根据"含德之厚,比于赤子……终日号而不嘎,和之至也"(《老子》第五十五章)可以看出,生命的和谐就在于固守生命的本性,向着自然生命回归。因此,在"和"养生的指导下,老子非常主张顺应自然。他指出:"地法天,天法道,道法自然。"此处的自然不是指外在的权威力量,而是指"道"本来的、自然而然的原初状态和其运行规律。人作为"道"之所生、"道"之所化的存在物,按照"道法"原则,人的一切活动,尤其是养生、炼养活动都必须遵循人体的自然规律,进而才能"终其天年"。

为了保持生命之和,老子还告诫人们:"知足不辱,知止不殆,可以长久。""祸莫大于不知足,咎莫大于欲得,故知足之足常足矣。"进一步提倡,"见素抱朴,少私寡欲",以进一步守护生命本真。

道家养生还具有"反者道之动"的逆向思维。《道德经》记载:"反者道之动,弱者道之用。天下万物生于有,有生无。"从老子的阴阳学说中可以观察到,老子有明显的重阴性、柔弱性、虚无等倾向,这些也是"反者道之动"中包含的深层涵义,其逆向思维的特征也是突出的。"反者道之动",往反之反,从循环往复到阴阳相合。老子所论的"贵以贱为本""高以下为本""柔弱胜刚强"等命题都体现了"反者道之动"的逆向思维取向。老子的"坚强处下,柔弱处上""贵以贱为本,高以下为基"等观点,以及老子的去实取虚、取后去先、重无轻有、守静制动、正言若反等倾向表现也都是"反者道之动"逆向思维的具体应用。而从这个角度来说,养生不仅要重视外在物质对人体的摄养作用,也要重视外在物质可能给人体养生带来的不良影响,以及关注人体内在积极因素的调动。简而言之,养生不能仅仅关注形体、物质,还要关注精神道德因素,以求内外相"和"。

三、后世发挥,以"和"而养,派生五支

从上述论述可知,先秦两汉,诸子论养生之道虽各有所倚,但无论道、儒,在养精神、护形体、结节嗜欲、和情志、调饮食等方面,均将"和"尊为人与自然

共存共生的至臻之境。史料记载,秦相吕不韦使其门客各著所闻,集而成帙著成《吕氏春秋》,其中,各家之说纷呈,保存了极为丰富的先秦资料,关于养生防患的论述更是集先秦养生说之大成,包括法家、墨家亦是有诸多求"和"养生思想。而后世养生家在此基础上继续继承发展,并将原有的中医养生学体系进一步细化,最终确定了中医"中和"养生观的五个分支:一是序于四时,调于五运,天人和;二是和于术数、动静有度,动静和;三是和调情志、清心定志,形神和;四是乐而不淫、和律以聪,五音和;五是谨和五味、长有天命,饮食和。

1. 序于四时,调于五运——天人和 早在《内经》中就有"未病先防""既病防变"的预防医学思想。除了如何治病,古代医家更重视如何让人少患病。"中和者,人主之,四时五运共治焉。"人体自身与天地相应,达到动态的和谐统一,就是《内经》养生延寿思想的核心内涵。而这一预防为主的养生思想,至今仍有重要意义,并一直指导着现代中医临床防病保健的医疗实践。

(1)人与昼夜阴阳变化相"和":如何以人体自身与天地相应?答曰"序四时之大顺"。顺应自然的,首先就是要按照四时五运的规律合理作息,即"日出而作,日落而息"。《灵枢·顺气一日分为四时》载"夫百病者,多以旦慧、昼安、夕加、夜甚,何也……朝则人气始生,病气衰,故旦慧;日中人气长,长则胜邪,故安;夕则人气始衰,邪气始生,故加;夜半人气入脏,邪气独居于身,故甚也",即是强调,我们应明白昼夜变化规律,合理安排工作、学习及生活,顺应阴阳自然消长,使人与天地之阴阳变化节律取得协调统一。

(2)人与四季气候变化相"和":昼夜之外,还应顺应四季变化。"夫春生夏长,秋收冬藏,此天道之大经也,弗顺则无以为天下纲纪",四时摄生的理论则本于此。"春夏养阳,秋冬养阴"是《素问·四气调神大论篇》对于四季养生的建议。然而,对于这句话的理解,自古以来有多种解释。

唐代医家王冰认为,"养即制也",故春夏阳盛易伤阴,故宜食寒凉以制其亢阳;秋冬阴盛而易伤阳,故宜食温热以抑其阴盛,保全阳气。明代医家马莳和清代医家高士宗则均是从顺养四时阴阳各自所对应的生长收藏之气立论。马莳云言:"圣人春夏有养生养长之道者,养阳气也。秋冬有养收养藏之道者,养阴气也。"高士宗则说:"圣人春夏养阳,使少阳之气生,太阳之气长;秋冬养阴,使太阴之气收,少阴之气藏。"再至明代张景岳,他在《类经》中对这句话的解读是："夫阴根于阳,阳根于阴,阴以阳生,阳以阴长。所以圣人春夏则养阳,以为秋冬之地,秋冬则养阴,以为春夏之地,皆所以从其根也。"

可见,虽然历代医家对于这句话的理解不一,但对于《素问·四气调神大论篇》中提出的四时变化与人体养生原则的对应关系(表2－9)的肯定及认同是高度一致的,即,四季变换、五运轮转、六气更迭,会直接影响人体生命节律的调节。由此,"天人相应观"的核心养生理论基本可以确定。

表2－9　《素问·四气调神大论篇》四时变化与
人体养生原则的对应关系

原　文	四时对应的阴阳关系与养生原则
春三月,此谓发陈。天地俱生,万物以荣,夜卧早起,广步于庭,被发缓形,以使志生;生而勿杀,予而勿夺,赏而勿罚,此春气之应,养生之道也。逆之则伤肝,夏为寒变,奉长者少	春三月对应一年中"阴消阳长"的"阴中之阳",应当养"阴中之阳"肝之"生"象
夏三月,此为蕃秀。天地气交,万物华实,夜卧早起,无厌于日,使志无怒,使华英成秀,使气得泄,若所爱在外,此夏气之应,养长之道也。逆之则伤心,秋为痎疟,奉收者少,冬至重病	夏三月对应一年中"阳长阴消"的"阳中之阳",应当养"阳中之阳"心之"长"象
秋三月,此谓容平。天气以急,地气以明,早卧早起,与鸡俱兴,使志安宁,以缓秋刑,收敛神气,使秋气平,无外其志,使肺气清,此秋气之应,养收之道也。逆之则伤肺,冬为飧泄,奉藏者少	秋三月对应是一年中"阳消阴长"的"阳中之阴",应当养"阳中之阴"肺之"收"象
冬三月,此谓闭藏。水冰地坼,无扰乎阳,早卧晚起,必待日光,使志若伏若匿,若有私意,若已有得,去寒就温,无泄皮肤,使气亟夺,此冬气之应,养藏之道也。逆之则伤肾,春为痿厥,奉生者少	冬三月对应一年中"阴长阳消"的"阴中之阴",应当养"阴中之阴"肾之"藏"象

依据中医"天人相应、四时养生"的艰涩理论,我国古代劳动人民充分发挥智慧,进而总结出了更言简意赅、通俗易懂,又适合坊间传播的节气养生的民谚,并一直流传至今。如立春是由冬寒向春暖过渡的时节,处于阴消阳长、寒去热来的转折期,气候多变,温差较大,不宜因一时温度升高过早减衣。"春捂"既顺应阳气生发的养生需要,也是预防疾病的自我保健良方。惊蛰期间,春暖花开,适宜踏青远足,助阳气之生发。夏至之后进入暑热天气,高温酷暑,空气湿度大,人常感到四肢困倦,萎靡不振,故夏至养生应着重健脾祛湿,调养

心神,通过心静来面对酷热,及时补充水分,避免过度贪凉、过食生冷。立秋以后气温由热转凉,人体的消耗逐渐减少,食欲增加,是最适宜进补的时候。不过由于立秋气温尚高,降水量减少,空气干燥,故养生宜多食滋阴、养肺、生津之品。立秋过后,阳气渐收,阴气渐长,精神情志、饮食起居、运动锻炼,皆应以"养收"为原则。冬至是冬季的第一个节气,气候变寒,万物开始潜藏,活动趋于精致,可以通过冬补的方式抵御寒冷,以养精蓄锐,等待春天复苏。节气养生体现出人与自然的高度和谐统一,所以现代人也宜遵循二十四节气变化规律,从情志、饮食、起居、运动等多方面指导养生保健活动。

总的来说,天有四时五行,形成了世间的多端变化,达到了消长平衡的"中和"稳态。而人作为自然之子,与天地相应,理应顺从自然的规律,与自然和谐而处。所以,惟顺应四时五运"求和而养"者,方可得寿。

2. 和于术数,动静有度——动静和　常言"流水不腐,户枢不蠹"。大量的动物实验和临床实践研究均证实,运动锻炼能增强人体各组织器官的功能,促进新陈代谢以强化体质,防止早衰,延长人体的寿命。而对于运动养生的观念,在古代就已被医家所认识。

"和于术数"是中医养生的一大原则。而和于术数中的"术数",指的就是调摄精神、锻炼身体的方法。马蒔为《内经》作注:"术数所赅甚广,如呼吸、按跷及《四气调神大论》养生、养长、养收、养藏之道。"可见,《内经》中已经对"术数"的养生作用有了一定认识。具体来说,《素问·四气调神大论篇》要求人们"夜卧早起,广步于庭",即用适时的散步和跑步来锻炼身体。还首次提出"神不足者,视其虚络,按而致之"的按跷方法,即以推拿、按摩、叩击为形式的一类运动,兼具养生保健、治疗疾病的作用。同时,《素问·上古天真论篇》还云:"不妄作劳。""形劳而不倦。"《素问·宣明五气篇》说:"久视伤血,久卧伤气,久坐伤肉,久立伤骨,久行伤筋,是谓五劳所伤。"都是在提劳逸结合的重要性,提醒防止过劳、过逸而致病,强调通过适度锻炼和休息以达到人体和谐的健康状态。

(1) 导引按跷养生:导引按跷是古代中医倡导的一种运动养生的方法,主要是采用一些动作,配合呼吸吐纳,来调控脏腑、经络、气血、营卫,使得气机升降有序。根据气为血之帅,气行则血行,气滞则血瘀的原理。导引按跷以导气为根本,以达行气活血的养生目的。

先秦与秦汉时期,导引按跷养生法从理论与方法逐渐完善。《引书》提出了"八经之引",以之导引吐纳可与天地精气相通,活动腰腹手足,保持肢体灵活,适应自然环境,从而达到健康长寿的目的。从《导引图》中描绘的 44 个平民打扮的人物练习导引术则可以看出,导引健身的方法在彼时已经在社会各阶层得到了广泛普及。

此后,导引术继续得以推广,北齐颜之推对导引养生也有深切体会。颜之推曾患齿摇牙疼病,后应用"抱朴子牢齿法"而治愈,自此坚持锻炼。

晋代葛洪强调导引在整个养生体系中的重要地位,认为导引是养生的"大律",祛疾的"玄术",建议施行导引不能拘泥于刻板的样式,即对导引的时间、地点、姿势都不能作硬性规定,主张顺其自然,因时、因地、因人制宜。

《诸病源候论》更是记载 360 余种导引操作方法,有伸展手臂,有屈伸退足,有前屈,有旋转,有头部活动等。唐代孙思邈则创编了不少行之有效的卫生保健体操,其《备急千金要方》中转述的"老子按摩法"和"天竺国按摩法"皆属于动功养生的内容。他认为常做这种运动"使人精和,血脉流通,风气不入,行之不病"。隋代太医巢元方所著《诸病源候论》中,不载方药,只列举养生、导引的方法,别具特色,充分反映其重视养生的治未病思想,还在书中详细记载了 156 种养生导引方法,内容丰富、形式多样,多引自《仙经》之文,也有作者的注释阐发,其补充的内容颇多,包括解释行功的具体做法,如坐、卧、站、蹲、跪等多种形式。此外,还附有医嘱,如"调和未损尽时,须言语不服喜""导已,先行一百二十步,多者千步,然后食之"等。在《诸病源候论》中,巢氏还载述了调气咽津、导引存思、结合器械导引诸法。

宋、元、明、清医家也皆有对导引养生方面的论述,最有代表性的则为《圣济总录》导引部分摘录有《左洞真经按摩导引诀》中各节:转胁舒足、鼓腹淘气、捏目四眦、摩手熨目、对修常居、拭摩神庭、下摩生门等方法。

（2）气功功法养生:五禽戏功法属气功养生中的动功功法,史上皆公认为华佗所创,《三国志》《后汉书》中也有明确记载:"佗语普曰,人体欲得劳动,但不当使极尔。动摇则谷气得消,血脉流通,病不得生,譬犹户枢不朽是也。是以古之仙者,为导引之事,熊经鸱顾,引挽腰体,动诸关节,以求难老。吾有一术,名五禽之戏:一曰虎,二曰鹿,三曰熊,四曰猿,五曰鸟。亦以除疾,并利蹄足,以当导引。体中不快,起作一禽之戏,沾濡汗出,固上着粉,身体轻便,腹中欲食……"这段文字将华佗对动功(导引)养生的机制、作用、方法,以及五禽之戏的分节名称、练功后的感受均一一加以细述,这也标志着气功养生被正式纳入中医学的发展轨道上,成为中医养生学的重要组成部分。

《太上老君养生诀·服气诀》中还特别提到了气功养生的关键在于掌握吐纳之要诀,认为若吐纳不得法,则使得其反,反会加重病情,强调吐纳调气要有科学的方法,不能随意而为。又论练功吐气有六:呬(嘶音)音主肺,肺有疾,吐呬字音去之;呵音主心,心有疾,吐呵字音去之;呼音主脾,脾有疾,吐呼字音去之;嘘音主肝,肝有疾,吐嘘字音去之;吹音主肾,肾有疾,吐吹字音去之;嘻音主三焦,三焦有疾,吐嘻字音去之。可见,气功养生的机制为"疏通",即疏通经络、畅通气血,而华佗静气功养生思想亦是循此机制。

上述论述可知,自古代起,运动养生就一直在中医养生学体系中占有非常重要的位置。而"和于术数"中的"和",又有顺应、节度、平稳、调节等涵义,强调了动与静结合、劳与逸的结合,即是要做到:顺天而动,动而中节,静而有常;形神兼备,动静结合,神静而形动。主张人类的生活要适应自然,但不是消极地适应,而是要"顺天而动",在动中保持"中道"。换句话说,中医对于"动静结合"的认识,并非把静止和运动对立起来,而是推荐采取形动神静、动而有节的方式,在动静结合的对立统一中维持人体的动态平和。而动静结合的把握,就是当以"顺"为基本法则,即以四时、五运共治,随心所欲而不逾矩。

"和于术数,动静有度"对于现代人的养生启示更是不容忽视。众所周知,随着生活节奏的日益加快,亚健康人群越来越多,而其中的一个集中体现便是缺少运动或是运动不当。如时下很流行的"夜跑族",他们往往是城市里工作的白领,生活节奏快,在工作了一天之后身心俱疲,却选择在晚上继续长距离跑步健身,这种行为看似在为了健康运动,却并不可取。

3. 和调情志,清心定志——形神和 防治疾病,调和情志是要点之一。《内经》在调理情志方面就非常重视"和"的思想,如"和于术数",除了讲求运动之外,也是强调了精神情志的调和在防御疾病、养生益寿方面的重要作用。《灵枢·本脏》中"志意者,所以御精神,收魂魄,适寒温,和喜怒者也……志意和则精神专直,魂魄不散,悔怒不起,五脏不受邪矣"的记载,以及《素问·举痛论篇》关于"喜则气和志达,营卫通利"等论述,皆是强调,要保持健康,就必须和调七情,并使之中和、适中。

(1) 调养情志之"顺性":《吕氏春秋》有载:"性者万物之本也,不可长不可短,因其自然而然之,此天地之数也。"意思是说,情欲本是人之天性。《情欲》篇更直言:"天生人而使有贪有欲。"表示无论贵贱愚智,对声色滋味"欲之若一"。

正由于情欲出于自然,故调养情志必须懂得"顺性"。顺性而为则顺乎自然,唯有"审顺其天以行欲",方为顺行,也就是说,必须"修节以止欲",才能顺乎自然",有益于身心。

相反,如果"性不得养",即情志变化过于强烈,或情志过度压抑,则损害身心健康,并容易招致外邪,引发疾病。《灵枢·寿夭刚柔》所言"忧恐忿怒伤气,气伤脏,乃病脏",《灵枢·口问》所言"悲哀愁忧则心动,心动则五脏六腑皆摇"皆是此理。

(2) 调养情志之"修德":修德也是调养情志、养生长寿的根本。早于《内经》几百年孔子就提出"仁者寿"的观点,即养生要从修德开始,要修身发扬人的善性,清除心理障碍,取得心理平衡。吕坤《呻吟语·养生》也有"仁者寿,生理完也"的记载,即仁者在生理方面完全,是长寿的基础。《申鉴·俗嫌》中"仁者,内不伤性,外不伤物,上不违天,下不违人,处正居中,形神以和,咎征不至,而体嘉集之,寿之术也"也是"仁者寿"的佐证。

以孔子为代表的儒家,在修"德"中尤为注重以中和之德养生。程颐说"中和可常行之道",即不存偏见,不走极端,无过无不及,于时则得中。"据于德"是养生之本,"致中和"则是摄生之要,衣食居行不过其节、立身行事合乎中道,方可益智延寿。后世医家认为,儒家这种"仁者寿"的思想对中医的影响是极为深刻的,实质体现了"心身一元"的观念,而这恰恰也是中医学理论基础"形神合一"的理论源头。药王孙思邈还在其基础上,继承并发展了这一观点,提出"德行不克,纵服玉液金丹,未能正寿""道德日定""不求寿而自延,此养生之大旨也"等观点,以道德是否高尚,作为决定健康与否的重要因素。他认为,一个充满仁爱之心的人,可以延年益寿;反之,那些好利忘义,荒淫无度,妒贤嫉能之徒,则更易患病、夭寿。

（3）调养情志之"养神"：葛洪在《抱朴子》中首次提出，惟有保精、行气、全神三者相合，才能达到精气神和谐的养生目的。他认为，精、气、神是"三宝"，为生命的三大基础要素，"三宝"旺盛则康健，反之则衰病。精、气、神又分先天的元精、元气、元神和后天的交感之精、呼吸之气、思虑之神两大类。先天与后天的精、气、神之间相互作用、相互制约，和谐共存维系着生命的形式。"三宝"中，葛洪认为神的作用最重要，并特别强调"养神"的必要。他认为，如果人不能恬憺宁静，使思虑之神妄动，便会杂念丛生，后天的精、气、神也会因此过分消耗，并累及先天，人就会衰损速死。所以，葛洪强调养生的关键首先就是"养神"，而"养神"的关键在于心闲气定、恬静无欲，如此，则元精、元气、元神不致亏损，而且心静则神凝，神凝则气聚，气聚则精生，后天之"三宝"又可旺盛趋升，精气神和谐，这样人自然可以长生延年。

陶弘景自幼仰慕葛洪，致力于养生之道。他收集前代养生家的论述，结合自身体会编成《养性延命录》。陶氏在养生方面亦很重视"三宝"，这与葛洪养生思路一脉相承。而且，《养性延命录》也强调了养神与养精气的重要关系。书中指出："道者气也，保气则得道，得道则长存。神者精也，保精则神明，神明则长生。精者血脉之川流，守骨之灵神也，精去则骨枯，骨枯则死矣。是以为道，务宝其精。""转神施精，精竭故衰，形本生精，精生于神，不以精施，故能与天合德；不与神化，故能与道同式。"此外，书中还提醒"养寿之法，但莫伤之而已"，即是要人们"神勿大劳，形勿大用"，凡事有节，以中和为贵。

（4）调养情志之"怡情"：《四时调摄笺》中载"随时叙以逸事幽赏之条，和其性灵，悦其心志"。明确指出幽赏的目的，即是怡情，可使人悠然自得而身心得养。作者高濂也是养生大家，他认为："既不得于造化，当安命于生成，静观物我，认取性灵，放情宇宙之外，自足怀抱之中，狎玩鱼鸟，左右琴书。外此何有于我？若彼潜形，追鹿豕，浪游乐志，共烟霞沉醉……乐恬逸者，当与把臂作謦欬语。""杖履山水，歌咏琴书，放浪形骸，狎玩鱼鸟。出虽局于一时，而处则蹈彼千仞。如是则心无所营，而神清气朗，物无容扰，而志逸身闲，养寿怡生，道岂外是？"这些话中不难看出，高濂有一种将自身放至于天地间，与自然万物融合一体的宽广心境，这也正是他所推崇的"怡情"以和情志。

高濂认为，对于怡情养生而言，最重要的是"闲适"生活氛围的营造，而真正的"闲"不仅是摒弃世间名利与权势的追求,更是要有那种身与心绝对自由、绝对闲静的状态。他认为,君子在这种状态中,并非行尸走肉般无所事事,而是崇尚娴雅好古,可从事与古代事物有关的雅事,如"遍考钟鼎卤彝,书画法帖,窑玉古玩,文房器具,纤悉究心。更校古今鉴藻,是非辩正,悉为取裁,若耳目所及,真知确见,每事参订补遗"等古玩鉴赏之学;或是过着"焚香、鼓琴、栽花、种竹,靡不授正方家,考成老圃,备注条列,用助清欢,时乎坐陈锤鼎,几列琴书,榻帖松窗之下,展图兰室之中,簧拢香霭,栏槛花妍,虽咽水餐云,亦足以忘饥永日,冰玉吾斋,一洗人间氛垢矣"等将稽古之学与风雅之事结合成清心乐志的完美生活。凡此种种,高濂自谓"虞燕闲之溺邪僻,叙清赏端其身心",皆在使心有所寄,庶不外驰,可消烦去闷,丹境怡愉。长久以后,可使扰动不安的心绪因清赏而归于沉静,接着要从清赏中获得可以怡悦生命的活力,最后终能达到"怡情养生延寿"的目的。

从上述论述中不难看出,只要具备了中和观念以和畅情志,就具备了养生顺天的条件。也正是如此,"形神和"才一直是古人养生所追求的形式之一。

4. 乐而不淫,和律以聪——五音和　关于"和"的理解,从字源的角度看,有一意为声音相和,二意为稼禾成熟,三意为五味调和。"和"字在古代又写作"龢","龢"从造字角度来看,应当是一个形声字,右侧的"禾"表音,左边的形同古代乐器。《说文解字》解云:"和",从口而禾声,意为"相应也",故可知声音相和是本义,后推演出二三义,统一为"和谐、成熟、圆融"之义。

在物理学定义中,乐音就是振动起来是有规律的、单纯的,并有准确的高度的音。而噪声指的便是没有一定高度、无规律又杂乱无章的音。由此可见,声音能否成为动听的乐音,为众人和万物所接受和欣赏的关键,就在于其本身是否具有一定规律可循,不同响度、频率和音色的一个个"音"在合理的安排下,排列合理、疏密有度,即可成为动听的音乐。而一个个单独音调的合理排列,也就可以看作是不偏不倚的"中和"状态。

(1) 历代各家对"中和之乐"的不同认识:"夫乐者,中和之道也。"中和之乐,不仅仅体现在音乐自身的节律性,更在于它是否"从和从平",具备中正、平和的品质,是否恰到好处,过犹不及,合乎规范。历代、各家对于中和之乐都有不同的理解和认识。

根据《左传·昭公二十年》论述,在西周及以前的音乐评论中,对中和思想已有较为粗浅的认识,认为音乐是诸多因素的相成相济,强调不同事物的交合,即"异一相杂,异声相和""五声和,八风平,节有度,守有序"。

西周末年至战国末年(孔子之前),即公元前8世纪至公元前6世纪,可视为中国音乐美学思想史的萌芽期,已出现萌芽状态的阴阳五行音乐思想、礼乐思想以及"平和"审美观,具备了中国传统音乐美学的基本特征,彼时先哲认为"中和之乐"即"中和之声",而彼时的乐师、乐人也是通过"以他平他"的方式来调整音律高低;孔子的"中和"音乐思想是典型的乐本体。

孔子的"中和"音乐观,是建立在对社会道德伦理理性实践的基础上的。他反对"过犹不及",强调在音乐审美中必须奉守"中庸之道"的原则,这样才能使音乐的情感表现保持适度,使音乐审美的内在情感体验与外在表现处于"中和"的状态。在孔子看来,"中和之乐"即"乐而不淫,哀而不伤",想必,这也正是他把郑卫之声斥为"淫声"的原因所在。

另外,包括《周礼·大司乐》曰:"以乐德教国子,中和祗庸孝友。"朱熹在《朱子语类》中提道:"中和不存,谓之无礼乐可也。"《续资治通鉴》卷七十五则认为中和之乐"清不可太高,重不可太下,使八音协谐,歌者从容而能永其言,乃中和之谓也"。而王安石与司马光虽政见向左,但都认为中和与乐本就相辅相成。王安石说"乐者,天下之中和",司马光亦认为"夫中和,乐之本也",等等,也都是对"中和之乐"的不同认识。

(2)五音合五脏,闻音可识人:中医学较早地认识到了音乐与人体的关系(表2-10),并从五行思想出发,提出音乐要"和六律以聪耳"。

表 2-10 五音、五义、五行、五官、五脏、五人对应关系

五 音	五 义	五 行	五 官	五 脏	五 人
宫	中和	土	口	脾	土形之人
商	坚强	金	鼻	肺	金形之人
角	触动	木	目	肝	木形之人
徵	炎盛	火	舌	心	火形之人
羽	舒生	水	耳	肾	水形之人

一方面,中医学认为音乐只有"济其不及,以泄其过",才能成"和",才能称为"中和之音"。同时,人和才会乐和,心和则形和,形和则气和,气和则声和,声和则天地之和。另一方面,中医还也能通过五脏相音以闻音识人、闻音识病。正如王冰所言:"音,谓五音也。夫肝音角,心音徵,脾音宫,肺音商,肾音羽,此其常应也。"

5. 谨和五味,长有天命——饮食和　"阴之所生,本在五味。"五味是化生阴精的物质基础,是五脏精气之源。"阴者,藏精而起亟也,阳者,卫外而为固也。"可见,没有五味的涵养,阴精就无法不间断地与阳气相互通应,阳气也就无以正常行使其卫外、温煦的功能。人与自然的关系密切,人体健康的保持,不仅有赖于先天之本的肾精充养,更离不开后天五味的循循滋养。《内经》所言:"天食人以五气,地食人以五味……五味入口,藏于肠胃,味有所藏,以养五气,气和而生,津液相成,神乃自生。"亦是此理。

(1)"谨和五味"是长寿的重要条件:《素问·生气通天论篇》载"谨和五味,骨正筋柔,气血以流,腠理以密。如是则骨气以精,谨道如法,长有天命"。说明谨和五味,是长寿的重要条件。《管子·形势篇》也载:"起居时,饮食节,寒暑适,则身利而寿命益;起居不时,饮食不节,寒暑不适,则形累而寿命损。"意思都是说,五味调和则能滋养五脏之气,使身体强健;相反,如果五味太过或不及,则会引起相应脏气的偏盛偏衰,使脏腑功能失和,导致各种疾病的发生。而且,根据藏象理论的相关观点,五味偏嗜或不及引起的损害,与五脏六腑也是一一对应的(表2-11)。

表2-11　《素问·生气通天论篇》中五味失调与五行及相应脏腑的病例联系

原　文	五行对应关系	病机与症状
味过于酸,肝气以津,脾气乃绝	肝属木,木克土,肝旺乘脾,脾失健运	脾虚证如纳少、脘腹胀满、大便溏薄、神倦乏力、少气懒言等
味过于咸,大骨气劳,短肌,心气抑	肾属水,水克火,水气凌心	心气不足,鼓动无力,心胸喘满等
味过于甘(作"苦"),心气喘满,色黑,肾气不衡	土克水	肾气受损,不能生髓充骨而生骨病

（续表）

原　文	五行对应关系	病机与症状
味过于苦（作"甘"），脾气不濡，胃气乃厚	脾属土，脾胃相表里而病	脾虚湿阻，运化失常，食少纳呆，胃气壅滞，嗳腐吞酸等
味过于辛，筋脉沮弛，精神乃央	肺属金，发散过度，津液耗伤，筋脉失养	筋脉拘急或弛纵，甚而气耗神萎

（2）"五味合化"的遣方原则：药食同源，五味在传统中药材的特性中亦有体现。比如，药物性味的不同，就决定了它的功效各异。不同药味配伍之后，产生了新的作用，如辛甘化阳、酸甘化阴、辛开苦降、甘淡渗利等，于是中医学在药物的五味差异基础上，建立了"五味合化"思想，进一步指导医家的临床用药配伍。

张仲景在临床实践中，就常将"五味合化"付诸立方。如在"辛甘发散为阳"的指导下创立桂枝甘草汤，治疗心阳虚弱；最早运用"酸甘化阴"理论，创芍药甘草汤，治疗伤寒误汗伤阴病证；创半夏泻心汤，体现了辛开苦降的合化思想等。

以"伤寒第一方"桂枝汤为例，这就是"五味合化"思想的集中体现。辛甘化阳，指辛味药与甘味药配伍同用，有助于人体阳气的化生或化生阳气以助散寒的功效。桂枝汤中辛味的桂枝与甘味的炙甘草配伍同用，可以产生化生卫阳的作用；而酸甘化阴，是指酸味药与甘味药合用后有滋阴养血的功效。在桂枝汤中，桂枝和芍药共同"辛甘化阳"，甘草和芍药共同"酸甘化阴"。针对风邪表证"卫强营弱"的特点，既可以化生阳气以散寒解表，又可以防止汗解后阴液的亏损。

实践证实，中医临床遣方用药是无法离开"中和观"的。中医治疗的用药原则即是利用五味之偏性以调整脏腑之偏颇，补偏救弊，以使五脏能够恢复平和协调的正常状态。比如大寒、大热之物只可祛邪，而不可扶正，扶正之补虚药多以性温、平为主，守卫阳气而不伤阴。再如《素问·阴阳应象大论篇》所言，"壮火之气衰，少火之气壮，壮火食气，气食少火，壮火散气，少火生气"。这里的"壮火"与"少火"实则指性味纯阳（大热）的与性味温和药物与食物。

（3）"食宜"基础上的"食治"思想：孙思邈基于"安身之本必资于食"但"不知食宜者不足以存生"的观点，进一步扩展了《内经》五味学说，在食宜的基础上,提出了食养和食治的思想。

在日常生活中,孙氏很注重清淡、适度饮食,认为"食不欲杂",否则必然久积为患。他举例说:"关中土地,俗好俭啬,厨膳肴羞,不过殖酱而已,其人少病而寿。江南岭表,其处饶足,海陆鲑肴,无所不备,土俗多疾而人早夭。"因此他认为"厨膳勿使脯肉丰盈,常令俭约为佳",并请"每食不用重肉,喜生百病。常须少食肉,多食饭及少菹菜,并勿食生菜、生米、小豆、麻物,勿饮浊酒"。为了避免酸咸过度,有伤于人,他还主张"学淡食",又反对暴饮暴食,提倡:"少食多餐。""善养性者先饥而食,先渴而饮。食欲数而少,不欲顿而多,多则难消也。常欲令如饱中饥,饥中饱耳。"并告诫"夜勿过醉饱,食勿精思,为劳苦事",否则致疾生灾,其害匪浅。如此种种,皆是"食宜"。相反,若"食气相恶,则伤精也,形受味以成也,若食味不调,则损形也",此乃"食禁"。

而在知晓"食宜""食禁"的基础上,孙氏又进一步提出了"食治"的思想。孙氏认为,"食治"包括了"食养"和"食疗",但此两者皆能"排邪而安脏腑,悦神爽志以资血气",由此强调了食物对养身和治病的重要作用。

具体来说,所谓"食养",即是用饮食以养脏腑之气。由于五味入口,各有所走、各有所病,故孙氏认为欲以饮食养脏腑之气,必须在不同季节损益五味,即春省酸增甘以养脾气,夏省苦增辛以养肺气,秋省辛增酸以养肝气,冬省咸增苦以养心气,季月各十八日省甘增咸以养肾气。这是根据五行相克之理,不使主时的脏气偏胜而害于他脏。关于"食疗",孙思邈说"医者当须先洞晓病源,知其所犯,以食治之,食疗不愈,然后命药",并称"若能用食平疴,释情谊病者,可谓良工"。《备急千金要方·食治》篇中记载果实、蔬菜、谷米、鸟兽、虫鱼等百余种食物,详论其气味以及对于养身和治病的功用,就是孙思邈"食治"思想的重要体现。

《饮膳正要》是我国第一部以饮食养生为主要内容的专著,它集蒙汉两族医学精华为一体,创造了蒙汉食疗学相互交融、相互补充的典范,同时,这部专著也是"食治"思想的又一典型代表。

《饮膳正要》著者为忽思慧,元代蒙古族人,时任饮膳太医,兼通蒙医学与中医学。忽氏在书中开篇就列举了中国历史上的长寿帝王,并引用《内经》观点"夫上古之人,其知道者,法于阴阳,和于术数,饮食有节,起居有常,不妄作

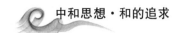

劳,故能而寿",强调了饮食养生的重要作用。

忽氏在"食养"中强调以守中的方法调和人体与自然的关系,尤其重视饮食"中和观"。他认为,吃药不如善于保养,善于养生的人,不吃厚重的滋味,节省思虑,节制嗜欲,防止狂喜和愤怒,珍惜元气,少说话,不患得患失,破除内心的忧困,排除非分的念头,远离不良的偏好和所憎恶的事物,收藏目力、耳力,尽量使内脏安定,不疲劳精神,不劳乏形体。精神和身心既然安定,病患是不能侵袭的。他还提出,如果只讲究饮食的滋味嗜好,而不重视食物的新鲜、不注意食物对身体是否有利,也可能招来疾病或导致早衰。"故善养性者,先饿而食,食勿令饱;先渴而饮,饮勿令过。食欲数而少,不欲顿而多;盖饱中饥,饥中饱。饱则伤肺,饥则伤气,若食饱,不得便卧,即生百病。"这些都是忽思慧宝贵的"食治"经验之谈。

同时,忽氏还在《饮膳正要》中强调了规避饮食不当造成身体损害的重要性。比如:"然虽食饮,非圣人口腹之欲哉,盖以养气养体,不以有伤也。若食气相恶则伤精,若食味不调则损形。形受五味以成体,是以圣人先用食禁以存性,后制药以防命……饮食百味,要其精粹,审其有补益助养之宜,新陈之异,温凉寒热之性,五味偏走之病。若滋味偏嗜,新陈不择,制造失度,俱皆致疾。"又如:"虽然五味调和,食饮口嗜,皆不可多也,多者生疾,少者为益,百味珍馔,日有慎节,是为上矣。"意思是说,人体生命物质是通过进食五味(指各种食物)而产生的,如果不能合理选择食物,储藏生命物质的脏腑就会被五味所伤,因此,饮食调养的基本点是调和食物的性味,追求饮食的"中和观",从而使食物有益于健康。

上述这些论述,皆充分体现了忽思慧强调运用"守中"的态度以达到饮食调和、健康长寿的核心"食治"思想。

第四节　中和的医德内涵

前文中已经对中和思想与"德"的密切关系进行过了详细阐释,可得出结论"中和"即为"德"。在历代学者著作中,对"中和"为"德"的内涵阐释有以下几种。

司马光在《传家集》中指出"中和正直,人之德也"①,具体论述了"中和"与"正直"的关系,认为"正直"非"中和"不行,"中和"非"正直"不立,可见其认为"中和"为德,"正直"是一个重要的内涵。根据汉代《太平经》中所论天"好道"、地"好德"、"中和"好"仁"。又言"道"人属天,"德"人属地,"仁"人属"中和",可见其认为"中和"为德,"仁"也是一个重要内涵。《中庸》一书把"诚"列入了"中和"为德的内涵中,如其所言中即"诚",和即"正"。《灵宝中和经》一书在解释"中和"意义时言"道以中和为德,以不和相克",认为当"天地合和",万物才能萌芽,华果才能熟成;当"国家合和",天下才能太平,万物才能安宁;当"室家合和",才会父慈子孝,天垂福庆②,可见"和"亦是"中和"为德的一层内涵。

医德源于道德之纲——"德",是"德"在医学上的具体体现,正如元代医家王好古在《阴证略例》中所论述的"受天地中和之性,得圣人公恕之学,不以利欲一毫入于其心,而后可以为儒、为医矣"③,可见中和思想对"德"的影响与阐释对医德具有无可替代的指导作用,诸如"大医精诚""医乃仁术""谦和谨慎""存心端正"……世代相传的医德纲领无不受中和思想的影响。结合上述前人对"中和"为德的内涵阐释,中和思想在医德方面的影响也可用这四层内涵概括,即:诚、正、仁、和的医德理念。

一、中和之"诚"

"诚"是人与人之间关系的美好向往,是修治天下的内在根据。中国思想史范畴的"诚",在历代思想家阐释中大抵有三层含义:其一,诚实、真诚、忠诚。其二,表示真实、真情的意味。其三,心志专一,使之真诚。医患关系应当建立在互相真诚、信任的基础之上,是为诚信,而这个词汇也被纳入"社会主义核心价值观",可见不论在古代还是在现代,对于诚信本身的重要性的强烈呼唤。"诚"成为中国儒家仁学思想中核心范畴,是君子必得完成的

---

① 司马光.司马温公集编年笺注(5)[M].成都:巴蜀书社,2009:123.
② 李养正.道教义理综论[M].北京:宗教文化出版社,2009:167.
③ 何清湖.中华传世医典(第6册)[M].长春:吉林人民出版社,1999:3.

本体修为。

孙思邈在《大医精诚》中系统地阐释了医生应具备的医德操守,受《大医精诚》的影响,后世历代医家也把"诚"作为医生的道德标准,可见中和思想内涵之"诚"对医德的影响深远(表2-12)。

表2-12　中和之德"诚"相关条文

书　名	朝代	作者	词条原文
《活幼心书》	元	曾世荣	视彼之疾,举切吾身,药必用真,财无过望,推诚拯救,勿惮其劳,冥冥之中,自有神佑
《万病回春》	明	龚廷贤	凡病家延医,乃寄之以生死,礼当敬重,慎勿轻藐。贫富不在论财,自尽其诚,稍亵之,则非重命者耳。更有等背义之徒,本得医人之力,病愈思财,假言昨作何福易于某人之药。所为吝财之计,不归功于一人。呼!使不得其利,又不得其名,此辈之心,亦不仁之甚矣
《简明医彀》	明	孙志宏	古之良医,不敢逞臆见而务博学,又不敢泥俗谛而求诸阅历,又不执一二证?而求圆变无穷之心悟。至老手不释卷,虚习常广咨询,诚以人命为重,自存德行也
《景岳全书》	明	张景岳	修身心于至诚,实儒家之自治;洗业障于持戒,诚释道之自医。身心人己,理通于一。明于此者,必明于彼;善乎彼者,必善于斯。故曰:必有真人,而后有真知;必有真知,而后有真医。医之为道,岂易言哉 凡病家请看,当以病势缓急,为赴诊之先后。病势急者,先赴诊之。病势缓者,后赴诊之。勿以富贵贫贱,而诊视便有先后之分。用药复存上下之别,此心一有不诚,难图感格之功效
《吴氏医话二则》	清	吴楚	医之为道,贵诚笃端方,奈之何有欺哄为事,诈骗为心者。原其人,道不足以活人,人皆弃之。门前冷落,衣食迫肤,百计图利,利卒不至。因而思一骗之之法,骗则不得不欺,不得不哄,不得不诈,是欺与哄与诈,皆所以为骗之地也
《疡科会粹》	清	孙震元	临病之际,兢兢业业,心到、眼到、手到,因病立方,因方用药,视人之疾,犹己之疾,不别其贵贱亲疏,推广天地好生之德,贫则施惠,富无苟取,推诚拯救,务俾此业为仁术,勿为盗跖劫人于道路
《医粹精言》	清	徐延祚	医者治病不至诚,无以察病之根源。病家延医不至诚,不能感医之谆切。语云诚无不格,良有以也。医者病者均熟思之

曾世荣在《活幼心书》中写道:"凡有请召……视彼之疾,举切吾身……冥冥之中,自有神佑。"①龚廷贤在《万病回春》中写道:"凡病家延医,乃寄之以生死,礼当敬重,慎勿轻藐……"都指出医生在治病救人应当要付出真诚之心,而不是因患者身份、地位、钱财不同而有所懈怠,应当体会患者痛苦,努力拯救;张景岳在《景岳全书》中写到"修身心于至诚……故曰必有真人,而后有真知;必有真知,而后有真医"②,指出医生保持"诚"的专研态度可以在医学学术上有更加好的造诣,获得"真知"。

徐延祚在《医粹精言》中写道"医者治病不诚,无以察病之根源。病家延医不诚,不能感医之谆切。语云诚无不格,良有以也。医者病者均熟思之",不但指出医生治病时应当"诚",患者就诊时也应当"诚",把医德与患者的德行联系了起来,提出医生治病至"诚"可以更好地分析疾病的根源,提高疗效,患者就诊时至"诚"则可以更好地感受医生的关切之心,尊重和服从医生的医嘱,也可以提高疗效,可见医德是可以感染人,传递正能量的。

二、中和之"正"

历代医家指出,作为医生的道德,必须"正"心术、"正"己、"正"物、"正"值,可见中和思想内涵之"正",对医德是有影响的(表 2-13)。

表 2-13　中和之德"正"相关条文

书　名	朝代	作　者	词条原文
《小儿卫生总微论方》	宋	佚名	凡为医之道,必先正己,然后正物。正己者,谓能明理以尽术也;正物者,谓能用药以对病也。如此,然后则事必济而功必著矣。若不能正己,则岂能正物,则岂能愈疾
《泰定养生主论》	元	王珪	凡当临病之际,不见其贵贱亲疏。但自知脉病证治,义然后取,尚嫌有心,况可作色用情,需以金帛彩乎。一怀利心,则进退惑乱也。求医之急,如解倒悬,一时轻诺,未免寡信,孰若正吾之心术,专吾之定见,其道之大行也,则心亦如是,其道之不行,则心亦如是

① 刘俊荣,刘霁堂.中华传统医德思想导读[M].北京:中央编译出版社,2011:319.
② 张介宾著,孙玉信、朱平生校注.景岳全书(上)[M].上海:第二军医大学出版社,2006:71.

书 名	朝代	作 者	词条原文
《全幼心鉴》	明	寇平	二德者情性敦厚,道艺深沉,正值处德,心善无毒,艳色红妆,见如不睹,笙箫嘹亮,听若不闻,锦绣罗绮,观如流水,满堂金玉,视若浮云,千钟之禄不可费其志,万钟之贵不可损其心,不可为其财而损其德,不可为其利而损其仁,此乃二德也
《外科正宗》	明	陈实功	五戒:凡娼妓及私伙家请看,亦当正己,视如良家子女,不可他意见戏,以取不正,视毕便回。贫窘者药金可鉴,看回只可与药,不可再去,以希邪淫之报
《医学源流论》	明	徐灵胎	故医者能正其心术,虚心笃学,则学日进。学日进,则每治必愈,而声名日起,自然求之者众,而利亦随之。若专于求利,则名利必两失,医者何苦舍此而蹈彼也
《冯氏锦囊秘录》	清	冯兆张	凡诊视妇女,及媚妇、尼姑,必俟侍者在旁,然后入房观看,既可杜绝自己邪念,复可明白外人嫌疑,习久成自然,品行永勿坏矣。即至诊视娼妓人家。必要存心端正,视如良家子女,不可一毫邪心儿戏,以取不正之名,久获邪淫之报

其中"正"心术提及最多,主要是认为医生应当端正对医学学习的态度、避免诊疗过程中各种诱惑的影响、放正对患者一视同仁的态度。徐灵胎在《医学源流论》中写到"医者能正其心术……若专于求利,则名利必两失"[①],指出医生应当心术"正",虚心求学,专研医术,而不能想着追求利益,在医学的道路上才能名利双收。王珪在《泰定养生主论》中写道"当临病之际,不见其贵贱亲疏……一怀利心,则进退惑乱也……正吾之心术,专吾之定见"[②]。指出医生应当心术"正",就诊时只考了病情需求,而不是患者的贵贱、亲疏,或者金钱等,只有这样心无旁骛地开展诊疗,才能获得好的疗效。冯兆张在《冯氏锦囊秘录》中写道"凡诊视妇女……必要存心端正",指出医生应当心术"正",对女性患者心无杂念,一视同仁,而不能想入非非,误入歧途。

对于"正"己、"正"物,一方面认为医生应当正确地掌握医学知识、正确地分析疾病、正确地辨证论治、正确地对症施治,另一方面与前述"正"心术相同,也是认为医生要对患者一视同仁,不考虑金钱利益。宋代《小儿卫生总微论

① 徐灵胎著,刘洋校注.医学源流论[M].北京:中国中医药出版社,2008:91.
② 王珪.泰定养生主论[M].北京:学苑出版社,2003:31.

方》"为医之道，必先正己，然后正物……若不能正己，则岂能正物，则岂能愈疾"[①]，指出医生应当先明确疾病病机，只有正确地分析病机，理清思路，然后正确地选择治疗方法及药物，诊疗时才能收获满意的疗效。陈实功在《外科正宗》中写道"五戒……亦当正己"[②]，此处的"正己"，可以看作"正"心术之意。

对于"正值"，主要是认为医生应当有正确的价值观、道德观，作为医者，不能受到美色、享乐、金钱的诱惑。寇平在《全幼心鉴》中写到"二德者……正值处德"，指出医生应当有敦厚的性情，深厚的医术造诣，正确的价值观、道德观，心地善良，对美色视而不见，对享乐之音听而不见，对奇珍异宝、金钱视若流水、浮云。

三、中和之"仁"

"仁"也是中和思想的重要内涵之一，它主张要以"仁爱"的心境帮助他人，要把"仁爱"的理念在社会广泛传播，作为医生，则主要是用仁爱之心帮助病患脱离病痛，用仁爱的行为感动患者，并让这种仁爱的理念不断播散。自古"医乃仁术"这一说法都是医家乃至老百姓认可的对医生医德的高度概括。在很多古代医书中都有诸如"医者，仁术""一存仁心""心存仁义""医为仁道"的说法(表2-14)。

表2-14　中和之德"仁"相关条文

书　名	朝　代	作　者	词条原文
《后汉书》	南朝宋	范晔	仁爱不矜，虽贫贱斯养，必尽其心力
《物理论》	西晋	杨泉	其德能仁恕博爱，其智能宣畅曲解，能知天地神祇之次，能明性命吉凶之数，处虚实之分，定逆顺之节，原疾疹之轻重，而量药剂之多少
《备急千金要方》	唐	孙思邈	若不读五经，不知有仁义之道。不读三史，不知有古今之事。不读诸子，睹事则不能默而识之。不读《内经》，则不知有慈悲喜舍之德。不读《庄》《老》，不能任真体运，则吉凶拘忌，触涂而生。至于五行休王，七曜天文，并须探赜。若能具而学之，则于医道无所滞碍，尽善尽美矣

---

① 陈梦雷.古今图书集成医部全录(第12册)[M].北京：人民卫生出版社，1962：60.
② 陈实功.外科正宗[M].北京：中医古籍出版社，1999：290.

（续表）

书　名	朝代	作　者	词条原文
《重刊本草衍义》	宋	寇宗奭	矧又医不慈仁,病者猜鄙,二理交驰,于病何益?由是言之,医者不可不慈仁,不慈仁则招祸。病者不可猜鄙,猜鄙则招祸。惟贤者洞达物情,各就安药,亦治病之一说耳
《活幼心书》	元	曾世荣	医之务业,其道有四,不可遗其一焉。行之恻悯,施之济惠,行之周至,受之平等。恻悯者,每务仁慈;济惠者,常加爱护;周至者,运用无亏;平等者,勿论高下。如此推诚,稍入医学之道
《育婴家秘》	明	万全	医者,仁术也,博爱之心也,当以天地之心为心,视人之子,犹己之子,勿以势利之心易之
《万病回春》	明	龚廷贤	一存仁心,乃是良箴,博施济众,惠泽斯深。二通儒道,儒医世宝,道理贵明,群书当考……十勿重利,当存仁义,贫富虽殊,药施无二
《古今医统大全》	明	徐春甫	医以活人为心,故曰医仁术。有疾而求疗不啻救焚溺于水火也,医当仁慈之术,须披发攫冠而往救之可也。否则焦濡之祸及,宁为仁人之安忍乎?切有医者,乘人之急而诈取货财,是则孜孜为利,跖之徒也,岂仁术而然哉!比之作不善者尤甚也。天道岂不报之以殃乎!今见医家后裔多获余庆,荣擢高科。此天道果报之验,奚必计一时之利而戕贼夫仁义之心?甚与道术相反背,有乖生物之天理也。从事者可不鉴哉
《孙氏医案》	明	孙一奎	夫医,仁术也。君子每寄之以行其不忍之心者也。欲行不忍之心,故于病者,当轸其念而存亡生死之矣!夫何世之业是术者,不挟之以矜人,即借之以罔利,视人之疾疢,若与己不相关,术虽仁而心则忍矣
《古今医鉴》	明	龚信	今之明医,心存仁义;博览群书,精通道艺。洞晓阴阳,明知运气;药辨温凉,脉分表里。治用补泻,病审虚实;因病制方,对症投剂。妙法在心,活变不滞;不炫虚名,惟期博济。不计其功,不谋其利;不论贫富,药施一例。起死回生,恩同天地;如此明医,芳垂万世
《外科正宗》	明	陈实功	吾道中有等无行之徒,专一夸己之长,形人之短。每至病家,不问疾疴,惟毁前医之过,以骇患者。设使前医用药尽是,何复他求?盖为一时,或有所偏,未能奏效,岂可概将前药为庸耶?夫医为仁道,况授受相传,原系一体同道。虽有毫末之差,彼此亦当护庇。慎勿訾毁,斯不失忠厚之心也。戒之戒之

（续表）

书　名	朝代	作　者	词条原文
《简明医彀》	明	孙志宏	故非其人不可信托，是必其德仁厚，其学淹通谙练，而后能起疴回生，夺灾行之数，而造天命、慰人心焉。然则业医者，当时刻兢兢业业，以救人之德，杀人之罪为做戒也。明矣！每临病，务以济人自矢，勿重财利
《医门法律》	清	喻昌	医仁术也，仁人君子，必笃于情。笃于情，则视人犹己，问其所苦，自无不到之处
《古今医彻》	清	怀抱奇	医本仁术也。见人疾苦，则起悲悯，伊之属望既殷，非我救之而谁哉
《医林改错》	清	王清任	医，仁术也。乃或术而无仁，则贪医足以误世；或仁而无术，则庸医足以杀人。古云不服药为中医，盖诚虑乎医之仁术难兼也。至于稍读方书，即行市道，全无仁术，奚以医为
《西溪书屋夜话录》	清	王旭高	医仁术也，其心仁，其术智，爱人好生为之仁，聪明权变为之智，仁有余而智不足，尚不失为诚厚之士，若智有余而仁不足，则流为欺世虚狂之徒

　　在上古时期的氏族社会，友爱互助，安居乐业，不战不乱，无贼无匪。这就是人们所向往的"大同之世"。在社会发展日新月异的今天，对于"大同之世"的向往之心渴望未曾泯灭。而实现世界大同的根本途径就在于中和思想的贯彻实践。我们渴望社会环境走向大同，人与人之间中正仁和，绝非好高骛远，也绝非追求"金山银山"，而是在日常人伦的当下生活和家庭的安宁快乐之中逐步实现。而成为医者更应当如此。医德伦理对于"中和"的追求，就应当将"以人为本"作为核心，站在患者的立场上，发大慈恻隐之心，始终将患者的疾苦放在第一位，清心寡欲，不仅消除患者的苦痛，更要帮助患者的生活康宁安乐。

　　当下，医患之间习惯性的互不信任，莫名的相互仇视，缺少甚至缺失应有的"仁爱"精神。《论语·颜渊》言"樊迟问仁，子曰爱人"[①]，孔子所分析的，是一种将心比心、推己及人的精神。"仁爱"之心在医者身上，是对医生医德的基本也是重要的要求。《医林改错》序中写到"医仁术也，乃或术而无仁……或仁而

---

　　① 白平.《论语》详解[M].北京：外语教学与研究出版社，2010：272.

无术,则庸医足以杀人",认为医生医德中"仁"与"术"都很重要,有术无仁容易产生贪恋,误入歧途,有仁无术则是庸医,不能救人而杀人。怀远在《古今医彻》中写到"医本仁术也。见人疾苦,则起悲悯,伊之属望既殷,非我救之而谁哉"①,则是医生医德中"仁"的具体体现,有见到患者疾苦,自己感同身受,主动要救助的胸怀。《万病回春》中言"一存仁心,乃是良箴",指出了医生医德中"仁"的重要价值,可以更好地救助病患,把正能量传递给患者乃至其他人,能体会患者的痛苦,对医术本身也有促进作用;陈实功在《外科正宗》中写到"虽有毫末之差,彼此亦当护庇。慎勿訾毁,斯不失忠厚之心也。戒之戒之",则提出了医生对同行的道德标准也要"仁",指出医者本就是一体通道,在诊疗方面可能有所差别,应当包容以忠厚之心对待,而非互相指责。

四、中和之"和"

可见,中和思想内涵之"和",对医德也有重要影响(表 2-15)。医生的道德还需要谦"和"、举止"和"、人"和"、"和"平。其中对医德中谦"和"的论述,主要是认为医生应当对医家同道谦虚、和气,要以和为贵。刘纯在《杂病治例》中写到"同道中切宜谦和,不可傲慢于人。年尊者恭敬之,有学者师事之。《经》云礼之用,和为贵",陈实功在《外科正宗》中写到"凡乡井同道之士……切要谦和谨慎",都指出医生对同道要谦和、谨慎,对年长的医生要尊敬,对有学识的医生要请教学习,对骄傲喜欢出头的医生要谦逊忍让。

表 2-15 中和之德"和"相关条文

书 名	朝代	作者	词条原文
《小儿卫生总微论方》	宋	佚名	凡为医者,性存温雅,志必谦恭,动须礼节,举止和柔,无自妄尊,不可矫饰
《杂病治例》	明	刘纯	同道中切宜谦和,不可傲慢于人。年尊者恭敬之。有学者师事之。倘有医头,但当义让,不可攘夺,致招怨谤。《经》云礼之用,和为贵

① 怀抱奇.珍本医书集成(5 通治类甲古今医彻)[M].上海:上海科学技术出版社,1985:154.

（续表）

书 名	朝 代	作 者	词条原文
《全幼心鉴》	明	寇平	医要十全,一要识字,二晓阴阳,三通运气,四辨浮沉,五知反恶,六会针灸,七尝药性,八观虚实,九要礼貌,十要人和,此乃十全也
《外科正宗》	明	陈实功	凡乡井同道之士,不可生轻侮傲慢之心,切要谦和谨慎,年尊者恭敬之,有学者师事之,骄傲者逊让之,不及者荐拔之
《医宗必读》	明	李中梓	宅心醇谨,举动安和,言无轻吐,目无乱观,忌心勿起,贪念罔生,毋忽贫贱,毋惮疲劳,检医典而精求,对疾苦而悲悯
《医学源流论》	清	徐灵胎	必择其人品端方,心术纯正,又复询其学有根柢,术有渊源,历考所治,果能十全八九,而后延请施治。然医各有所长,或今所患非其所长,则又有误。必细听其所论,切中病情,和平正大,又用药必能命中,然后托之

对于医德中举止柔"和"、举动安"和"的论述,主要是认为医生在给患者诊疗过程中的举止、动作要轻柔、缓和,言语要安静、平和,减轻患者就诊时的不安和心理压力。宋代《保幼大全》中写到"凡为医者……举止和柔,无自妄尊,不可矫饰"[①],李中梓在《医宗必读》中写到"宅心醇谨,举动安和……对疾苦而悲悯"[②],都指出医生对患者态度要谦虚谨慎,要有礼节,举止柔和,不要以医者自居而自觉高人一等,轻言细语,检查轻柔。

对于医德中人"和""和"平的论述,一方面是认为医生本人应当"和",可以理解为为人和善、处事谦和;另一方面是认为医生在诊疗过程中要"和",可以理解为在诊疗中以平和的心态分析患者病情,包括可能存在的误治、失治情况。《全幼心鉴》提出"医要十全"的理念,指出医生须要具备十项才能,除了能识字具备学习能力,理解阴阳学说、运气学说,会脉诊,掌握针灸手法,知道药味、药性、七情,会辨证这一系列技能上的要求外,还需要有礼貌,最重要一点还要"人和"才能十全,把"人和"放到最后一项,是画龙点睛之笔。徐灵胎在《医学源流论》中写到"然医各有所长……必细听其所论,切中病情,和平正大,

---

① 佚名著,黄甡、王晓田点校.保幼大全[M].上海:第二军医大学出版社,2006:1.
② 李中梓著,顾宏平校注.医宗必读[M].北京:中国中医药出版社,1998:17.

又用药必能命中"①,指出了医生诊疗过程中,面对患者前期可能存在的误治、失治情况,要以平和的心态细心听取,分析患者病情,这样才能药到病除。

可见,中和思想对历代中医的道德操守影响颇深,具体表现为"诚、正、仁、和"的医德理念。重拾"中和"之德,对缓解当下紧张的医患关系具有现实意义。

五、"中和"对医疗现状的启示

(一) 克济之以中和

当今"失中和"的医患关系,部分由于医者自身的客观过失或是主观修炼不足所导致的。也就是说,医生自身的德才建设距离患者所要求的程度,还存在一定的差距。因此,面对医患关系,医者自身,要以自身的修炼为前提,在医患的互动中把握主动权。

只要医生自己具备了良好的技能与德性,以德服众,患者必然从心身上采取对于医疗行为的接受态度,达到"克济之以中和"的和谐境界。明代医家寇平指出:"医要十全,一要识字,二晓阴阳,三通运气,四辨浮沉,五知反恶,六会针灸,七尝药性,八观虚实,九要礼貌,十要人和,此乃十全也。"这说明了当医生不仅仅是完成一项技能,更是一种以人为本的服务和全心全意的奉献付出。"九要礼貌,十要人和"这种表现在:第一,对于肉体上疾苦的患者而言。医者自身礼貌而友善的态度和修养,可以获取些许的宽慰。第二,患者在就医过程中,紧张焦躁情绪在所难免,医者自身的修养可以让患者得到感应,患者的一些非理性言行可以得到化解;第三,患者得到了医生谦和友善的为人态度,可以对医生留下美好的形象,对于整个"得中和"的医患关系,都大有裨益。

医者首先要修身养性,戒浮戒躁,恬惔虚无,慎独内守。《小儿卫生总微论方》中提道:"凡为医者,性存温雅,志必谦恭,动须礼节,举止和柔,无自妄尊,不可矫饰。"孙思邈在《大医精诚》中也从医者的外在风貌和内在涵养角度强调

---

① 徐灵胎.徐灵胎医话医案选[M].沈阳:辽宁科学技术出版社,2012:95.

了医者自身修养对于"得中和"的医疗环境的重要性："夫大医之体,欲得澄神内视,望之俨然。宽裕汪汪,不皎不昧……夫为医之法,不得多语调笑,谈谑喧哗,道说是非,议论人物,炫耀声名,訾毁诸医。自矜己德。"除此之外,孙思邈还写道："又到病家,纵绮罗满目,勿左右顾眄;丝竹凑耳,无得似有所娱;珍馐迭荐,食如无味;醽醁兼陈,看有若无。所以尔者,夫一人向隅,满堂不乐,而况病人苦楚,不离斯须,而医者安然欢娱,傲然自得,兹乃人神之所共耻,至人之所不为,斯盖医之本意也。"这说明医者修炼自身,还要克制自己的贪念和欲望,达到恬憺虚无的境界,方可成为"得中和"的精诚良医。

(二) 统圣人中和之业,蹈贤哲守度之行

师徒传承是中医作为一门传统医学、经验医学延绵至今的一大延续手段。中医的传承,绝不仅仅局限于医技的传授,更在乎于医道的传承。事实上,让中医本身得以成为世界传统医学成员中现存完善程度最高的成员的核心原因,就在于中医的传承是立足于"道"这一层面,让一代又一代人薪火传承、矢志不渝,统圣人中和之业,蹈贤哲守度之行。在我国古代尊卑有别的儒家思想主导下,学生爱戴且尊敬自己的老师,这为传承医道提供了良好的社会风气条件。一般情况下,学生要跟师学习,要经过拜师礼,还要经过严格的筛选,录取后还要为老师照顾生活,毫无怨怼之言行,方能得到真传。

我国的医德教育,是整个医学传承体系中的重要组成部分,有着悠久的历史。在"神农尝百草,一日遇七十毒"的远古时代,我们的祖先就已经形成了"舍己为人"的崇高道德观念。这一种观念为远古时期的医生树立了榜样,使这一种无私奉献的精神代代相传,延绵至今。在 2 000 多年前的周代,医事制度已经达到了相当完整的程度了。《周礼·天官》记载："岁终则稽其医事,以制其食,十全为上,十失一次之,十失二次之,十失三次之,十失四为下。"这种严格的医师考核体系说明了我国古代对于医生的要求是相当严格的。然而,成为一名优秀的医生,必须以良好的思想、品德、作风、态度作为前提。也就是说如果一个医生不能做到勤求古训,传承医道,是不可能成为"十全"的上医的。《素问·征四失论篇》解释道："所以十不全者,精神不专,志意不理,外内相失,攻时意殆。"因此,医道的传承,除学习和继承一门技能之外,更要传承的

是贤哲守度之行和中和之德。

张景岳在《景岳全书》中写道："修身心于至诚，实儒家之自治；洗业障于持戒，诚释道之自医。身心人己，理通于一。明于此者，必明于彼；善乎彼者，必善于斯。故曰：必有真人，而后有真知；必有真知，而后有真医。"因此，医道的传承必须以具备中和之"诚"为先，以全心全意、心无旁骛为患者苦痛着想为第一要义。惟有自己心怀诚意，修身养性，具备儒家内省慎独的作风；勤求古训，孜孜不倦，绵延圣人中和精诚之大德，才能承载精妙的医术绝技，把这一种精神传承下去。

所谓厚德载物，就是说任何事物都是要基于自身修炼的德性才能得到更高的境界。因此，医道的传承不仅仅是学生一己之力，还在乎于师道的严谨。恩师必须在严格考核学生的一言一行、从细微处入手考察学生的思想、品德、作风、态度，达到可以传承医道的高度后，才可以收为自家弟子，这也正是我国医学传承的一大特色与优势。

在我国古代，并非所有想勤求医道的学子得上师之真传，即使学子自身德才兼备，也要经过老师的严厉考验。比如扁鹊在学医的过程中，经过了长桑君长达10年的观察、引导和考验，方得意真传；朱丹溪在自学成才后，严于律己，在45岁不惑之年，跋山涉水，几经辗转，且拜谒多次后方得罗知悌的传授。上述事例表明，杏林名家的德才兼备，师道传承的严格性不可或缺。师长对于学徒医德的考察是一个持续的过程，医道的传授，必须保证质量，对于德性修养不足以学医的对象，是绝对不可以收录为弟子的。《素问·金匮真言论篇》写道："非其人勿教，非其真勿授。"

（三）中和举职，爱利济民

"医乃仁术"，这是自古以来医家乃至老百姓对于医生医德认可度的高度概括。"仁"和"术"两者之间相辅相成，两者缺一不可。《医林改错》序中："乃或术而不仁，则贪医足以误世；或仁而无术，则庸医足以杀人。"如果只具备仁心而不具备医术，是为庸医，碌碌无为，耽误患者病情；具备医术没有仁心，则惟利是图，不顾患者自身，蓄意谋财害命。由此可见，仁心和医术两者是不可分离的，然而两者之间，仁心更为重要，也更加弥足珍贵，也更加值得现人呼唤。

"仁有余而智不足,尚不失为诚厚之士,若智有余而仁不足,则流为欺世虚狂之徒。"医术的高低与医者自身的理论知识水平、经验丰富程度、悟性高低等客观因素密切相关,且不是一日所能造就的,只要胸怀仁心,诚恳敦厚,尚可勤能补拙;然而如果具备医术却丧尽仁心,不仅对于患者带不来康宁,更会由于医者自身的因素而恶化病情,流为欺世虚狂之徒,为人不齿。

作为医者自身,必须把思想建设和修养提高作为综合能力培养的先导,以仁心感化患者,驱动医技的提升。古往今来杏林名家的学医初衷,都在于把"仁爱"的理念在社会广泛播散,普度含灵。比如张从正的不朽名作《儒门事亲》的书名,就是旨在告诫天下儒士,要存仁心,立孝道,以学习医术的方式"上以疗君亲之疾,下以救贫贱之厄";朱丹溪由致力程朱理学研究,转而学医,就在于"精于一艺,以推及物之仁",从而另辟蹊径,开辟了除了"修身、治国、平天下"的另一种贯彻仁心的方式。

作为医生,则主要是将仁爱之心贯注于工作中,帮助病患脱离病痛,用仁爱的行为感动患者,以春风化雨为贵,以内省慎独为美。行医的过程中,清心寡欲,存恻隐之心,与患者疾苦同感。医生应当在医疗行为中,"志闲而少欲,心安而不惧,形劳而不倦",这不仅仅造福了患者,更修炼了自己,治愈患者同时陶冶自身,修身养性,颐养天年,也就帮了自己。

(四) 执中和而原其终始

作为医者,应当"执中和"而"允其中",不偏不倚,原其终始,方可立德而服众。《尚书·大禹谟》:"人心惟危,道心惟微,惟精惟一,允执其中。"尤其是在社会情势纷繁复杂当下,强调"允其中"尤为关键:人心纷繁复杂,善恶难辨;道心幽深微妙,变化莫测。医者,不仅仅是人类赖以生存的生命的守护神,更是人类得以高贵的灵魂的禁卫军。在多变的大环境下,医者更加应当以不变应万变,一心一意,树立中和之德,坚守医德伦理。使之立于天地之位,化育普救含灵,医德之光辉,生生不息。

首先,强调"允其中",先要"正其身"。执中则正,不偏不倚:"凡为医之道,必先正己,然后正物。"作为医者,应当在良莠不齐的社会染缸中"出淤泥而不染，濯清涟而不妖"，像莲花般树立"中通外直，不蔓不枝，香远益清，亭亭净直"的品格，在金钱利诱的环境下不为之所诱。

在医者"执其中"中的过程中，必当以"原其终始"作为坚守原则，始终将学医的目的，行医的原则铭记于心。在学医的过程中，严于律己，以工匠精神精于一艺；在行医的过程中，推"仁"之于众人："若有疾厄来求救者，不得问其贵贱贫富，长幼妍蚩，怨亲善友，华夷愚智，普同一等，皆如至亲之想。"

《尚书·洪范》曰五福："一曰富，二曰寿，三曰康宁，四曰攸好德，五曰考终命。"这是对于人的一生安宁快乐的境界追求。"富""寿""康宁"是"攸好德"的外在体现，而"考终命"是"攸好德"的最终结局。作为医者，应当在物欲横流的外在环境下，坚守医德伦理，为患者集满五福，从而"名成于前，德垂于后"，达到无上的中和境界。

医疗的行为本身，不仅仅是为了延续患者的生存，更是传递生命的福祉。而传递福祉必须建立在医者"正己达源"的基础之上。我们看待"人行阳德，人自报之；人行阴德，鬼神报之"这句话时更加应当注意到，坚守医德伦理所获得的回报不应仅仅局限于自身获取的福报，更是对整个医疗行为的贡献与力量，对于整个良性社会风气的形成具有不可估量的典范作用。只有每一位医者原其终始，不忘初心，几十年如一日坚守医德伦理，同创高尚医德风气，方可共建良好医患关系。"积善成德，而神明自得，圣心备焉。故不积跬步，无以至千里；不积小流，无以成江海。"因此，"得中和"的医德伦理，需要每一位医者自身的奉献。

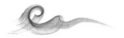

第三章
和其不和——中医学治疗原则

第一节　仲景之"中和"思想

起源于古代的"和"文化，中医"和"思想，既是对"和"文化的继承，也是在继承基础上的另一种发展。

"和"为五治法之一，亦属于八法，具有调和、和解、缓和之意。对不适宜于汗、吐、下的病症，宜行和法；又如轻微的寒或热证，用轻剂温药或凉药和之，使其气血调顺则微邪自去，也属和法。而"一法之中，八法备焉"，更是后世医家对"和法"精髓的至高赞誉。

作为中医主要治法之一，"和"之治法精神最早源于《内经》。虽《内经》未明确提及"和法"之名，但以"和"为治疗思想的论述却散见于全书。由于疾病是因机体阴阳平衡失调所导致的，因此《内经》在治法上提出了"损其有余，补其不足"的治疗原则，其本意即是"调和之法"；《内经》还根据五行相生相克的关系提出了"虚则补其母，实则泻其子"，针对疾病的寒热属性强调"寒者热之，热者寒之"，其实质也是求"和"，是为了纠正机体失和的状态，从而保持"中和"有序。《素问·至真要大论篇》谓"燥司于地，热反胜之，治以平寒，佐以苦甘，以酸平之，以和为利"，王冰为其注："燥之性恶热亦畏寒，故以冷热和平为方制也。"再如"气之复也，和者平之，暴者夺之"一说，既阐述了人体生理状态之"和"实乃内外环境、气的升降出入平和的状态，又提示具有"和"这一作用的治法，其特点有二：一是药的性味组合多样，可起到纠偏调和之效；二是治法作用平和，不同于峻猛祛邪之法。由此我们甚至可以大胆推断，《内经》中"和为圣度"的理论，可能就是后世"和法"逐步形成、不断完善的最早理论基础。

至东汉时期，《伤寒杂病论》就进一步升华、扩大了《内经》中有关"和"之治法精神的内涵。仲景将之广泛应用于临床，又在此基础上有所发展、创新，为和法的形成演变及和法的组方用药规律奠定了坚实的理论基础。

一、仲景对"阴阳自和"的认识

人体升降出入不失其常,正气充足、阴阳和谐,即是健康状态。《素问·生气通天论篇》将这一状态称为"阴平阳秘"。仲景宗奉《内经》,故纵观《伤寒杂病论》,"阴阳自和"的思想也贯穿始终。据统计,在《伤寒论》和《金匮要略》中,"和"字大约出现了 81 次,包括"阴阳和""津液和""荣卫和""胃气和""脉和"……可知(表 3-1),"和"不仅高度概括了张仲景对人体生理病理的认识,而且集中体现了他的辨证论治思想,并且贯穿其学术观点始终,成为其医学理论的核心之一。

表 3-1 《伤寒》中涉"和"条文选摘

中医元素	证候→求"和"	不"和"→方剂	原 文	出 处
阴阳	√		凡病若发汗,若吐,若下,若亡血、亡津液,阴阳自和者,必自愈	58 条
表里		√	其人汗出,发作有时,头痛、心下痞硬满、引胁下痛、干呕、短气、汗出不恶寒者,此表解里未和也,十枣汤主之	152 条
		√	吐利止而身痛不休者,当消息和解其外,宜桂枝汤小和之	387 条
津液	√		脉浮数者,法当汗出而愈,若下之,身重心悸者,不可发汗,当自汗出乃解,所以然者,尺中脉微,此里虚,须表实,津液自和,便自汗出而愈	49 条
荣卫	√		病常自汗出者,此为荣气和,荣气和者,外不谐,以卫气不共荣气谐和故尔	53 条
		√	以荣行脉中,卫行脉外,复发其汗,荣卫和则愈。宜桂枝汤	
		√	病人藏无他病,时发热、自汗而出而不愈者,此卫气不和也。先其时发汗则愈,宜桂枝汤	54 条
胃		√	若胃气不和谵语者,少与调胃承气汤	29 条

（续表）

中医元素	证候→求"和"	不"和"→方剂	原　文	出　处
胃		✓	发汗后,恶寒者,虚故也。不恶寒,但热者,实也,当和胃气,与调胃承气汤	70 条
	✓		太阳病,发汗后,大汗出,胃中干,烦躁不得眠,欲得饮水者,少少与饮之,令胃气和则愈	71 条
		✓	若脉浮,小便不利,微热消渴者,五苓散主之	
		✓	伤寒汗出解之后,胃中不和,心下痞硬,干噫食臭,胁下有水气,腹中雷鸣下利者,生姜泻心汤主之	157 条
		✓	阳明病,脉迟,虽汗出不恶寒者,其身必重,短气,腹满而喘,有潮热者,此外欲解,可攻里也……若腹大满不通者,可与小承气汤,微和胃气,勿令至大泄下	208 条
	✓		阳明病,胁下硬满,不大便而呕,舌上白苔者,可与小柴胡汤。上焦得通,津液得下,胃气因和,身濈然汗出而解	230 条
		✓	伤寒六七日,目中不了了,睛不和,无表里证,大便难,身微热者,此为实也。急下之,宜大承气汤	252 条
	✓		伤寒,脉弦细、头痛发热者,属少阳。少阳不可发汗,发汗则谵语。此属胃,胃和则愈	265 条
脉	✓		发汗多,若重发汗者,亡其阳,谵语,脉短者死;脉自和者不死	211 条
口中		✓	少阴病,得之一二日,口中和,其背恶寒者,当灸之,附子汤主之	304 条

　　仲景认为,人体阴阳具有自和的特性和趋向,且人体阴阳自和的能力也是疾病向愈的内在动力。反之,人体患病的根本原因则在于体内阴阳失和,而中医治病的过程是调和阴阳,使其和谐的过程,即调动人体的自主系统——"自稳态"。

根据阴阳相争、相持不下者,当顺应人体阴阳向和的趋势,调理人体气的升降出入为本,以求其和,仲景这一理论可高度概括为"人体自和"观,"自和"即指人体所具有的自行恢复健康状态的能力,即《金匮要略·五脏风寒积聚病脉证》之"不须治,久则愈",又指经过医生的正确诊治,因药而愈者,即"药而自和"。这种对疾病不治自愈的观点,佐证人体有一定的免疫能力及自稳调节功能,只要在允许的范围内,即维持在一定的阈值范围内,人体会依靠自身调节功能和适当的调理,是完全可以痊愈的。而具体至个体,是否具有"自和"的能力,则取决于个体所处状态。

"阴阳自和"理念中的"和"非现代医学之对抗性的治疗措施,而是"谨察阴阳所在而调之,以平为期"。中医诊治疾病的过程,也即是寻找导致人体不和状态的原因,并运用相应治疗手段将人体不和的状态重新转化为"自和"状态,从而维持人体正常的生命活动。

1.《伤寒论》中的"自愈论"　涉及"自愈"的条文,散见《伤寒论》全本,包括六经病各篇、霍乱病篇、阴阳易瘥后劳复篇中如"愈""欲愈""必自愈""必愈""解""欲解""差""自止"等,均充分体现了仲景"人体自和"观。《伤寒论》58 条云:"凡病,若发汗,若吐,若下,若亡血、亡津液,阴阳自和者必自愈。"376 条:"呕家,有痈脓者,不可治呕,脓尽自愈。"71 条:"太阳病,发汗后,大汗出,胃中干,烦躁不得眠,欲得饮水者,少少与饮之,令胃气和则愈。"这些条文在文字表述方面虽有所不同,但皆说明伤寒病到了某一特定阶段,会出现自动向愈的趋势,提示医者要审察病机,勿失良机,因势利导,促使人体"自和",通过患者自稳调节达到康复的目标。

2."人体自和"的诊断依据　在诊断方面,《伤寒论·辨脉法》载:"寸口、关上、尺中三处,大小、浮沉、迟数同等,虽有寒热不解者,此脉阴阳为和平,虽剧当愈。"《金匮玉函经·证治总例》载:"古者上医相色,中医听声,下医诊脉……上医相色知病者,色脉与身形不得相失,黑乘赤者死,赤乘青者生之类。中医听声知病者,声合五音,火闻水声,烦闷惊悸,木得金声,恐畏相刑。"仲景在此以脉和、色和、声和、味和等作为诊断依据,即人的脉象平和有力,面色红润光泽,声音和谐悦耳,是健康的标志,反之则是疾病的征兆。

《伤寒论·平脉法》:"春弦秋浮,冬沉夏洪……肾沉心洪,肺浮肝弦。"明确指出脉象与四季和、与五脏和则为正常，不和则异常，即为病态。《金匮要略·脏腑经络先后病脉证》："病有气色见于面部，愿闻其说。师曰：鼻头色青，腹中痛，苦冷者死。鼻头色微黑者，有水气。色黄者，胸上有寒。色白者，亡血也……色青为痛，色黑为劳，色赤为风，色黄者便难，色鲜明者留饮。"指出人体面部各个区域分别对应不同脏腑，如果某区域的颜色与脏腑主色不和，则提示相应脏腑的异常或病变。《金匮要略·脏腑经络先后病脉证》："病人语声寂然，喜惊呼者，骨节间病；语声喑喑然不彻者，心膈间病；语声啾啾然细而长者，头中病。"指出声音的不和也提示疾病的存在。

3. 正气之于"人体自和"观　仲景"人体自和"理论表明，在促使人体"自和"的终极目标下，方药以及医者的作用仅仅是辅助性的，"人体自和"的关键仍在于人体自身的正气，正气的强弱在"自和"过程中起着主导作用，这在仲景的临床实践中也得到了充分的验证与应用：仲景治病注意补益脾肾，照顾正气，即使祛邪也未忽视处处以护正气。

正气乃人体的抗病能力，正气虚损则治法、方药均难以奏效。《金匮要略》中肾气丸和小建中汤的确立就是其重视人体正气的具体体现；确立补益脾肾更是仲景治疗内伤杂病的治本之法，而此法在《金匮要略》中也多有体现。如第六篇第 16 条曰："虚劳诸不足，风气百疾，薯蓣丸主之。""虚劳诸不足"指人体气血阴阳均不足，此时最易感受外邪而发病。治法应着重扶正，单纯祛邪反而损伤正气，所以以薯蓣丸健脾胃为主。再如第十三篇第三条："男子消渴，小便反多，以饮一斗，小便亦一斗，肾气丸主之。"本条是论述肾阳虚所致下消证，肾气丸补肾之虚，温养其阳，以恢复其蒸津化气之功，则消渴自解。前一条文言健脾胃，后一条文言补肾阳，均使病自愈，可见，补益脾肾被仲景认为是治疗内伤杂病、促使人体"自和"的关键之法。

4. "中病即止"以促"人体自和"　仲景治病的另一特色是"中病即止，不必尽剂"，即在运用汗、吐、下等法时，如果药力较强，或者正气较弱，则认为病家服药应适可而止，一般以得汗、得吐、得下为度，而不必尽剂，然而其目的则是为了促进"人体自和"。

如《伤寒论》12 条桂枝汤方后"若一服汗出病差，停后服，不必尽剂"。38 条大青龙汤方后"一服汗者，停后服"。374 条小承气汤方后"若更衣者，停后服,不尔尽服之"。76 条栀子豉汤、栀子甘草豉汤、栀子生姜豉汤方后均有"得吐者,止后服"。208 条大承气汤方后"得下,余勿服"。212 条大承气汤"若一服利,则止后服"。134 条大陷胸汤"得快利止后服"。395 条牡蛎泽泻散方后"小便利,止后服"。

仲景的这一治疗理念源于《素问·五常政大论篇》,原文曰:"大毒治病十去其六,常毒治病十去其七,小毒治病十去其八,无毒治病十去其九。谷肉果菜,食养尽之,无使过之,伤其正也。不尽,行复如法。"即是对"中病即止"理念的解读。此处强调"正气愈病",即利用机体"阴阳自和"的特点,或者借助于"谷肉果菜"等无毒或者小毒的手段来协助机体"阴阳自和",以达到"食养尽之"的目的,最终使疾病痊愈。简而言之,当机体足以凭借自身之力而达到"阴阳自和"的时候,仲景主张少用药物或者不用药物,而是充分给予机体"自和"的机会,即治疗前期通过药物驱除邪气或大部分的邪气,治疗后期则通过人体"阴阳自和"的机制使疾病痊愈。当然,如果此时疾病未得痊愈,可以再次重复前面的方法,乃所谓"不尽,行复如法"。另外,在治疗疾病的终末留以小邪,也能更好地调动人体的正气,以达到激发人体正气的目的,有利于病后机体迅速恢复到阴阳平和的状态。

二、活用"和法",以解六经病邪

以"和法"遣组方药,其目的在于,借助药物性味的阴阳偏性来调整人体脏腑气血的阴阳偏颇,使之达到中和的状态,最终起到恢复健康的目的。而被后世誉为"方书鼻祖"的《伤寒杂病论》,其方药配伍正是处处都体现出这一"中和"的思想——遣药配方虽然变化多端,却不失原则,"一阴一阳之谓道",或营卫双调,或寒热并用,或散敛相济,或辛开苦降,或补泻兼施。总之,不离阴阳调和之圭臬,充分体现了中医治病除疾的精髓,以"和为贵"的指导思想,值得仿效。

在六经病的辨治过程中,"中和"思想也被溶入其中,可以说"六经皆有和法"。

（一）太阳病篇

太阳之为病，实则为营卫不和。太阳病又因其主要脉证的不同分为三类：中风、伤寒和温病。太阳中风证的基本脉证为"发热，汗出，恶风，脉缓"，此证即感受风寒后，卫阳起而与邪相争，便见发热。营不内守，营阴外泄而为汗。汗出毛孔疏松，不胜风寒，故见恶风。又因发热不高，营阴较弱，故脉象柔软而呈缓象。太阳中风证营卫不和之本质乃卫强营弱，可见寒邪侵犯营卫，营气过弱不能内守，即使卫气独强也不能抗邪外出，治还在于调和营卫。而太阳伤寒证的基本脉证为"或已发热，或未发热，必恶寒，体痛，呃逆，脉阴阳俱紧"。风寒之邪侵袭体表，卫阳被郁遏，故恶寒。营阴也被郁滞，经气运行不畅，故身体疼痛，脉阴阳俱紧。本证病机为营卫不和，具体表现为卫阳郁闭，营阴郁滞。而太阳温病证，感受温热之邪，卫气被郁，开阖失司，则发热，温邪易伤津液故口渴，故此营卫不和乃卫气被遏。

桂枝汤历来被赞"仲景群方之冠"。作为治疗伤寒中风证的代表方，桂枝汤根据营卫不和之卫强营弱的病机，以桂枝为君助卫阳，通经络，祛在表之风邪；芍药为臣，益阴敛营，收敛外泄之营阴。桂芍合用，一治卫强，一治营弱，相使为用，使营卫调和，表邪得解。姜枣相配，补脾益胃，调和营卫的常用组合，共为佐药；炙甘草调和诸药，既合桂枝辛甘化阳以实卫，合芍药酸甘化阴以和营。全方五味药，发中有补，散中有收，邪正兼顾，营卫并调。

1. 桂枝汤方：和解太阳营卫失调　《伤寒论》第 13 条原文：太阳病，头痛发热，汗出恶风，桂枝汤主之。

方义：此为太阳中风表虚证的治法。太阳统摄营卫而主一身之肌表，抗御病邪而为六经之藩篱。若风寒之邪袭表，太阳之经受邪，营弱卫强，营卫失和而致头痛、汗出、恶风、脉缓诸症，治以桂枝汤解肌祛风、调和营卫。

如《内经》所言，"邪之所凑，其气必虚"。方中君用桂枝之辛温发散，以温经通阳、解肌发汗，祛表邪而有调卫之功；臣以芍药之酸甘阴柔，以敛阴养营而具和营之用。君臣相伍，一散一敛，祛邪扶正，相反相成，相互为用。桂枝得芍药辛散通阳而不伤阴，芍药得桂枝敛阴和营而不恋邪。用生姜之辛佐桂枝以解表，具有温胃止呕之功，用大枣之甘佐芍药以和营；用甘草之甘平以调和诸药,也寓扶正祛邪、安内攘外之意。全方君臣有序,佐使精当,于平凡之中而见匠心,外能散风邪调营卫,内能理气血、燮阴阳、和脾胃。

然营卫气血与中焦脾胃息息相关,如《灵枢·营卫生会》所言,"人受气于谷,谷入于胃……五脏六腑,皆以受气,其清者为营,浊者为卫",即营卫气血乃脾胃所化生,脾胃不和则营卫气血生化无源,故桂枝汤调和营卫之余,还有调和脾胃、调和气血之效。

2. 桂枝汤加减方:演化万变不离"和"意　之所以将桂枝汤誉为"和剂之祖",不仅因为其调和营卫的实质乃是调和阴阳之本,也因为其加减变方后,虽药味多寡有别,但万变不离其宗,仍是以"和其阴阳"的中和思想为组方要义。

如《伤寒论》桂枝汤加葛根麻黄汤,司调和营卫,主治项背拘急,转侧不能自如,汗出恶风者;桂枝汤加厚朴、杏仁,司调和解表,主治喘病或感风邪恶寒者;桂枝加附子汤,司调和经络,专攻湿痹;桂枝汤加芍药汤、桂枝加大黄汤,司调和脾络、调和气血。

《金匮》桂枝汤加瓜蒌,司调和筋脉,专攻痉病;黄芪桂枝五物汤,司调和阴阳气血不足,以益气通阳行痹;小建中汤,司和脾胃、理气血,以奏调和阴阳之功;黄芪建中汤,调和脾胃、营卫、气血、阴阳;桂枝加龙骨牡蛎汤,司调和阴阳、调和气血;桂枝加桂汤,调和寒温、温通心阳;桂枝汤加乌头汤,调和表里寒疝。

(二) 少阳病篇

少阳之为病,症见"口苦,咽干,目眩也"。一般认为少阳处于半表半里之间,胆热上蒸故口苦,胆热耗伤津液故咽干,胆热循经上扰于目故目眩。《伤寒来苏集·伤寒论注》:"少阳居半表半里之位,仲景特揭口苦、咽干、目眩为提纲,奇而至当也。盖口、咽、目三者,不可谓之表,又不可谓之里,是表之入里,里之出表处,所谓半表半里也。"少阳经脉循胸布胁,位于太阳、阳明表里之间。伤寒邪犯少阳,病在半表半里,邪正相争。一般邪在表者当从汗解,邪入里者则当清下,而少阳之邪在表里之间,则非汗、下所宜,治疗既要透解半表之邪,又要清泄半里之邪,还要防邪深入,故惟宜和解之法,少阳得和,邪气得解,枢机得利,脾胃调和,则诸证自除。

小柴胡汤是和解少阳的代表方,方中柴胡为君,入肝胆经,透泄与清解少阳之邪,并能疏泄气机之郁滞,使少阳之邪得以疏散;黄芩苦寒,清泄少阳之热,胃失和降,佐以半夏、生姜和胃降逆止呕;邪从太阳传入少阳,缘于正气本虚,故又佐以人参、大枣益气健脾,一者取其扶正以祛邪,一者取其益气以御邪内传,俾正气旺盛,则邪无内向之机;炙甘草助参、枣扶正,且能调和诸药,为使药。诸药合用,以祛邪为主,兼顾正气;以和解少阳为主,兼和胃气,使邪气得解,枢机得利,脾胃调和,则诸证自除。

1. 小柴胡汤:和解少阳枢机不利　《伤寒论》第96条原文:伤寒五六日,中风,往来寒热,胸胁苦满,嘿嘿不欲饮食,心烦喜呕,或胸中烦而不呕,或渴,或腹中痛,或胁下痞硬,或心下悸、小便不利,或不渴、身有微热,或咳者,小柴胡汤主之。

方义:本条为少阳病轻证、偏于半表之小柴胡汤证。少阳位于半表半里,外邻太阳、内近阳明,为三阳之枢机。若邪气方盛、少阳被郁,枢机不利,正邪分争,则进退于表里之间,邪正交争,互有胜负,寒热交替、休作有时,见往来寒热之象。治当和解少阳,方用小柴胡汤即取其长达气机、转运枢机之效,祛邪而祛病。

正如成无己言:"伤寒邪在表者,必渍形以为汗,邪在里者,必荡涤以为利,其不内不外半表半里,既非发热之所宜,又非吐下之所对,是当和解则可矣。"方中柴胡气质轻清,味苦微寒,升达透邪,宣散邪气;黄芩苦寒,气味较重,泄清邪热。柴胡为君、黄芩为臣,一则疏散半表之邪,一则清泄半里之热,即所谓和解半表半里。半夏、生姜性味辛温,调和脾胃,降逆止呕。人参、炙甘草、大枣甘温益气,扶正达邪,并使中土健旺,不受胆木克伐。诸药相合,可见寒温并用、攻补兼施,实乃予辛开苦降甘调熔一体,虽治在肝胆,却又旁顾脾,既清解少阳之邪,又培补中焦之气,功在疏利三焦、调达上下、宣通内外,以和畅气机、枢转少阳,达和解大义。

2. 小柴胡汤:亦调营卫,通而能和　《伤寒论》第265条原文:伤寒,脉弦细、头痛发热者,属少阳。

方义:《金匮要略·腹满寒疝宿食病脉证治》有"弦者,卫气不行"一说,故认为少阳弦脉,卫气不行,营卫不和,即导致少阳枢转不利,营卫郁而不伸,结于胁下,表现为胸胁苦满,营卫欲行于外而势不能达,肤表失温则不发热而恶寒,蓄极而暂通,卫盛于外,又发热而不恶寒,通而不能和,复归于郁,郁而又通,通而又郁,如此寒热往来,营卫欲借胃肠之道从内而出,也不得畅行,反而内迫于胃,胃滞则少食,胃逆则呕。卫扰于心则烦,卫乱于肺则咳,营不上潮则渴,营不下通则小便不利,可知营卫郁而不伸,内不得泄,外不得通,欲上不上,欲下不下,流连于半表半里之。仲景认为,对于此证治以小柴胡汤,故可反推小柴胡汤有调和营卫之功。

(三) 阳明病篇

阳明之为病,"胃家实是也"。"胃家实"说明病邪深入阳明,胃肠燥热亢盛,病变以里实热证为特征。阳明病外证表现为"身热,汗自出,不恶寒,反恶热"。身热是阳明里热炽盛,蒸腾于外的表现。汗自出则为热盛迫津外泄。不恶寒反恶热是已无表证而里热亢盛。"若腹大满不通者,可与小承气汤,微和胃气,勿令至大泄下。"外证已解而腹部胀满严重,大便不通,为阳明腑实结聚较轻,而气滞较重,宜用小承气汤轻下,以胃气和降,大便通畅为度,不得大泄下,以免出现变证。

1. 黄连汤:和解阳明寒热错杂　《伤寒论》第 173 条原文:伤寒胸中有热,胃中有邪气,腹中痛欲呕吐者,黄连汤主之。

方义:此为寒热分居上下、阴阳不相交通之证。治当以黄连汤分解寒热、交通阴阳。方中重用黄连以清胸中之热,干姜温胃中之寒,用桂枝通阳降冲以交通阴阳,半夏降逆以协黄连止呕,人参补中以佐干姜温中止痛,用大枣、甘草益气培中,协和诸药。诸药合用,补泻兼施,寒热并用,有逐邪安中、调和阴阳之功,使寒除热清,阴阳调和而诸症可愈。

2. 调胃承气汤:顾护胃气,不峻而和　《伤寒论》第 207 条原文:阳明病不吐不下,心烦者,宜调胃承气汤。调胃承气汤方:大黄四两(去皮,清酒洗),甘草二两(炙),芒硝半升。上三味,切,以水三升,煮二物至一升,去滓,内芒硝,更上微火一二沸,温顿服之,以调胃气。

方义:阳明病变大多是太阳病治疗失误或是外感病邪热内传,或汗或吐后,邪气传入阳明,化热成燥。而调胃承气汤正适用于燥热初期传入阳明,或胃气不和,或气滞不甚,或心烦发热,或肠中燥热,或腹部胀满,或邪实热结等,如《伤寒论集注》"调胃承气汤乃调和中气,泻少阴君火之热气"。方中大黄苦寒泄热通便、重用芒硝咸寒软坚,通便大黄力大、泄热芒硝力大,但大黄芒硝又易伤胃气,故以甘草护胃,调和药性。诚如《医宗金鉴》所言:"调胃承气汤者,有调和承顺胃气之义,非若大小承气专攻也,《经》曰热淫于内,治以咸寒火淫于内,治以咸寒,君大黄之苦寒,臣芒硝之咸寒,二味并举,攻热泻火之力备矣。恐其速下犷故佐甘草之缓,又恐其过下,故少少温服之,其意在不峻而和也。"

此外,《伤寒》29 条、70 条、94 条、105 条、123 条、248 条、249 条,也提及调胃承气汤。29 条:"少少温服之,是取微和胃气。"70 条:"发汗后,恶寒者,虚故也。不恶寒,但热者,实也。当和胃气,与调胃承气汤。"此条"不恶寒,但热者"是强调没有恶寒,只有发热。热是发汗以后,津液耗伤,胃中干燥后的内热。虽经过发汗,把表邪已解,但里邪未和,里是"但热者"实也。此"实"没达到大便燥结,因此既不需小承气汤来调治大便硬度,也不需大承气汤来调治大便的燥度,只需调胃承气汤清胃泻热和胃气足矣。

故而,调胃承气汤虽为泻下之剂,却实际是在清胃以和胃,故称其"顾护胃气不峻而和"。

3. 小承气汤:气药为臣,和其胃气 《伤寒论》第 213 条原文:阳明病,其人多汗,以津液外出,胃中燥,大便必硬,硬则谵语,小承气汤主之。若一服谵语止者,更莫复服。小承气汤方:大黄四两(酒洗),厚朴二两(炙,去皮),枳实三枚(大者,炙)。上三味,切,以水四升,煮取一升二合,去滓,分温二服之。

方义:本条属于误治伤津胃燥便硬的证治。《伤寒来苏集》释方"厚朴倍大黄,是气药为君,名大承气;大黄倍厚朴,是气药为臣,名小承气。味多、性猛、制大,其服与令泄下也,因名曰大味少、性缓、制小,其服欲微和胃气也,故名小承气。二方煎法不同,更有妙义,大承气用水一斗,先煮枳、朴,煮取三升,内硝者,以药之为性,生者锐而先行,熟者气钝而和缓,仲景欲使芒硝先化燥屎,大黄继通地道,而后枳、朴除其痞满,缓于制剂者,正以急于攻下也。若小承气汤则三物同煎,不分次第,而服只四合,此求地道之通故不用芒硝之峻,且远于大黄之锐矣,故称为微和之剂。"认为相较大承气峻猛攻下,小承气更在于和其胃气,虽药味也以攻邪为主,却实则以和胃,而病邪亦可如《伤寒论证治类诠》所言,"胃和则止"。

120

（四）厥阴病篇

厥阴之为病，症见"消渴，气上撞心，心中疼热，饥而不欲食，食则吐蛔，下之利不止"。肝胃之热耗伤津液则渴；肝经气火横逆，则气上撞心，心中疼热；胃中有热，则有饥饿感；肝邪乘胃，胃寒气逆，故虽饥却不欲食；若胃寒，则吐蛔。以上诸证，总为寒热夹杂，治宜寒温并用。乌梅丸平调寒热，实则是求寒热合和。

乌梅丸：调和肝脾寒热错杂 《伤寒》第 338 条原文：伤寒脉微而厥，至七八日肤冷，其人躁，无暂安时者，此为脏厥，非蛔厥者，其人当吐蛔，今病者静而复时烦者，此为脏寒，蛔上入其膈，故烦，须臾复止，得食而呕，又烦者，蛔闻食臭出，其人常自吐蛔。蛔厥者，乌梅丸主之。又主久利。乌梅丸方：乌梅三百枚，细辛六两，干姜十两，黄连十六两，附子六两（炮，去皮），当归四两，黄柏六两，桂枝六两（去皮），人参六两，蜀椒四两（出汗）。上十味，异捣筛，合治之，以苦酒渍乌梅一宿，去核，蒸之五斗米下，饭熟捣成泥，和药令相得，内臼中，与蜜杵二千下，丸如梧桐子大。先食饮服十丸，日三服，稍加至二十丸。禁生冷、滑物、臭食等。

方义：乌梅丸证是邪犯厥阴，肝失疏泄，厥阴肝木侵犯中焦，脾胃受克失和，气机升降出入紊乱，导致阴阳气不相顺接，出现上热下寒、寒热错杂之病证。乌梅丸证的中、下焦脏腑虚寒，进食以后，得不到脾胃的腐熟消化与运化，导致进食以后胃气上逆而呕吐。乌梅丸方酸、甘、苦、辛、寒、热并用，酸甘能滋阴，酸苦又能泻热，辛甘能通阳，辛苦又能通降。肝邪肆虐，必犯脾土，乌梅丸是以辛热甘温呵护脾胃之阳、厥阴肝木火旺水亏，重用乌梅酸甘化阴以滋肝、平肝且泻肝。故《伤寒来苏集》曰"乌梅丸……《内经》曰必伏其所主，而先其所因。或收或散，或逆或从，随所利而行之。调其中气，使之和平，是厥阴之治法也。仲景之方，多以辛甘苦药为君，而此方用酸收之品者，以厥阴主肝而属木……木生酸，酸入肝，以酸泻之，以酸收之。君乌梅之大酸，是伏其所主也。"

有人言乌梅丸是杀蛔之方，认为厥阴病无主方，然分析此条文，症状与厥阴病条提纲所列症状与病机相仿。厥阴病是疏泄不利，气机失调，以致寒热格拒上下，阴阳之气不相顺接，进而影响脾胃不和，升降失常。因此，乌梅丸作为调和厥阴病主方是成立的。且仲景指出本方"又主九利",意义重大,"岂只吐蛔一证耶"?

纵观乌梅丸证,既有上热下寒之标证,又有厥阴疏泄不利之本证,因此仲景在治法上采取标本同治的方法。首先,清上温下、寒温并用的手段乃是治其标;其次,肝体阴而用阳,故肝之体用不和,即体阴不足或者用阳太过,乃是肝失疏泄的主要原因,故可通过柔肝阴以达到补养肝体,而使厥阴肝之体用得以调和,此乃是治其本。仲景嘱用丸剂久服,乃重药轻投,旨在缓缓和肝调和之。而这一从侧面反映了仲景辨证论治,根据疾病特点重视调和剂型的应用。

此外,仲景重用三百枚乌梅为君药,而不用芍药、五味子、山茱萸、酸枣仁等其他酸味之品,只乌梅有三功:一,酸味最强;二,性温;三,酸敛之中具有生发之性,此为其他酸性药所不具。正是因为乌梅一体多功,温而能补,酸可柔肝,生发之性又可顺肝之疏肝理气,诸效相合,可调和收敛厥阴肝木之水火混乱。又乌梅与苦酒(醋)渍一宿,更增其酸敛之性,且味酸能泄肝滋肝。酸与甘合则滋阴,酸与苦合则泄热。重用乌梅为君及乌梅丸的制作工艺,也处处体现了和方之意。

(五)少阴病篇

因致病因素和体质不同,少阴病有从阴化寒,从阳化热两类证型。其中,少阴寒化证,多因寒邪直接侵入少阴,或由太阴发病邪传少阴所致;少阴热化证,多因素体阴虚,邪入少阴,从阳化热,阴虚阳亢而形成。

少阴寒化多见于阳气素虚之人。少阴心肾阳气衰弱,寒阴独盛,机体失于温煦,故身体畏寒蜷卧,手足逆冷;阳气衰微,不能振奋精神,则见精神萎靡,困倦似睡;阳气衰微,无火以腐熟、温运水谷,则出现下利清谷;阴寒之气上逆,胃失和降,气机上逆,则呕不能食,或食入即吐;阳气衰微,无力鼓动气血,则脉细微。少阴寒化则扶阳,宜温补法,方选"四逆汤""四逆散"。

少阴热化证以少阴阴亏火旺为主要病机。肾水亏于下,不能上济于心以制心火,导致心火独亢,心神不安,故心烦失眠;少阴阴液亏虚,不能濡润喉咙,则口燥咽干甚则咽痛;舌红少苔,脉细数,均为阴亏火旺之象。少阴热化则育阴,宜兼清热法,方选"黄连阿胶汤"。

1. 黄连阿胶汤:和解少阴寒热互结　《伤寒论》第303条原文:少阴病,得之二三日以上,心中烦,不得卧,黄连阿胶汤主之。

方义:本条论述少阴病阴虚火旺,虚烦不得眠之证。少阴心肾素体阴虚,复感外邪而热化。肾水不足,不能上济心阴,而致心火独亢于上,即所谓心肾不交、水火不急,治当泄心火、滋肾水,交通心肾、扶正祛邪,共奏调和阴阳之功。

方中阿胶乃血肉有情之品,可补血、止血,滋阴润燥,黄连苦寒泻热。两药配伍,育阴清热。后人在伤寒少阴热化证的基础上创制了交泰丸(肉桂、黄连),泻南补北、交通心肾;左金丸(吴茱萸、黄连)佐金平木,用于心肝火旺证的治疗。一虚一实,皆不忘责之于少阴心火亢盛,效仿仲景,禀记《经》训之旨"谨察阴阳所在调之,以平为期"。

2. 四逆散,和解枢机,透达郁阳(注:非少阴病,属"少阴疑似证")　《伤寒论》第318条原文:少阴病,四逆,其人或咳,或悸,或小便不利,或腹中痛,或泄利下重者,四逆散主之。

方义:本条论阳郁致厥的证治,病之四逆乃因肝气郁结,气机不利,阳气内郁,不能外达四肢所致,方用四逆散,是取其条畅气机、透达郁阳之效。少阴乃是三阴之枢,开、阖与枢相互影响,少阴病外可有太阴病下利的症状,内可有厥阴病手足逆冷的症状。四逆散从太阴开、厥阴阖来治疗少阴枢机不利。四逆散证是少阴枢机无主,少阴枢机升降不利,导致阳气不能枢转于四肢以致四肢厥逆。少阴枢机不利,其肢冷似厥,却并非寒厥,亦非热厥。四逆散功用在于疏泄缓急,疏畅其阳,调治邪气郁闭于内。方中柴胡轻清升散以疏理肝气,使肝气条达则气机宣畅,伍枳实之质重沉降以行中焦之气滞。与柴胡升降相用,共奏气机枢转之用。配芍药之酸敛以牵制柴、枳使之升散而不太过,下行而不破气,且芍药与甘草合用又有酸甘化阴而寓滋水涵木之妙用。合而成方,使气机宣达,阳郁得伸则肢厥可温,肝脾调和、气滞得行则胁腹满痛及泄利下重自除。实为疏肝理脾之祖方。

然值得一提的是,由于本条以"少阴病"贯首,历代注家难以跳出"少阴病"的范畴,有的注家虽然知晓四逆散非治疗少阴病之方,但拘于"少阴",或圆图作注,或旁顾言他,以致舒氏有"何用四逆散,不通之至"之论,所以以"少阴疑似证"定义原文更为适宜。

(六) 太阴病篇

太阴之为病,"腹满而吐,食不下,自利益甚,时腹自痛"。邪犯太阴,脾阳受损,运化失职,寒湿停滞,脾胃升降紊乱,故太阴病多为里虚寒证。脾司大腹,脾虚则运化无权,寒湿不化,湿阻气滞,所以腹满。阳气时通时闭,故腹痛时缓时痛,这是太阴虚寒腹痛的特点。脾与胃相表里,太阴脾病每多影响及胃,浊阴上逆犯胃,则吐而食不得下。脾阳陷而不升则自下利。

1. 桂枝加芍药、桂枝加大黄汤:变"温"为"和",调和太阴　《伤寒论》第 279 条原文:本太阳病,医反下之,因而腹满时痛者,属太阴也,桂枝加芍药汤主之;大实痛者,桂枝加大黄汤主之。

方义:本条论述太阳病误下后邪陷太阴腹痛的证治。太阳病表邪不解,当用汗法解表,今不当下而误下,故曰"反"。误下伤脾,脾伤运化失职,气机壅滞,则腹满;邪陷脾络,脾主大腹,气血不和,络脉瘀阻拘急,则腹痛阵作。因病位在脾,故曰"属太阴也"。然此虽属太阴,却与太阴病里虚证不同,彼为脾阳不足,寒湿内盛所致,更见食不下、呕吐、下利等,当以温中散寒、健脾除湿治疗;而本证仅见腹满时痛,余症不显,为脾伤气血、阴阳不和、气滞络瘀、筋脉拘急所致,故治以通阳益脾、活络止痛、调和气血,方用桂枝加芍药汤。方中桂枝配合甘草、生姜、大枣,温阳祛寒、补脾缓急,脾机一转、筋脉一通,则腹满腹痛自消。《伤寒贯珠集》评价:"桂枝加芍药汤方……腹满而未实,痛而不甚者可以桂枝加芍药,和而解之。"

"大实痛"比"腹满时痛"为重,可伴便秘之症,乃脾伤气血瘀滞较甚,不通则痛所致,故在上方基础上加大黄二两,取其双重效用,其一因气血经络瘀滞较甚,腹满痛较重,故加大黄增强其活血化瘀、通经活络之功;其二因气滞不通,亦可导致大便不行,加大黄能导滞通便,邪气去则络脉和,其病自愈。《伤寒来苏集》评价"桂枝加大黄汤……桂枝加大黄,微试调胃之方"。

综上所述,桂枝加芍药汤、桂枝加大黄汤,都是通阳益脾、和络止痛之"和方",具调和经络、调和脾脏阴阳气血不和之效。《伤寒论浅注》也云:"太阳病误下转属太阴……以桂枝加芍药、大黄为主治,一以和太阴之经络,变四逆辈之温法而为和法……陈平伯谓:桂枝加芍药汤为太阴经之和剂。"

2. 半夏泻心汤,和解太阴虚实夹杂　《金匮要略·呕吐哕下利病脉证治》:呕而肠鸣,心下痞者,半夏泻心汤主之。

方义:如叶天士所云,"太阴湿土,得阳始运",阴中之至阴之脏脾最易被同为阴性的水湿之邪阻遏气机,"同气相求"。运化失常,纳运失职而出现虚实夹杂之证候,多见纳差、吐泻、腹胀、恶心等症状。方中人参益气健脾,助运化而扶正气半夏降逆止呕,燥湿化痰驱邪气。二药配伍扶正不碍邪、驱邪不伤正,脾虚者得补、实者得泻,共奏调和之功。

第二节　仲景之后"和法"的演变
——以"半表半里"为主线的外感热病"和法"演变

张仲景在外感热病"和法"上有"和阴阳""和荣卫""和胃气""和少阳""和津液""和表里""和上下"等丰富的论述。而自金代成无己《注解伤寒论》提出"半表半里"的概念,又曰"小柴胡为和解表里之剂"始,关于外感热病"和法"的探讨似乎就主要沿着"半表半里"的道路前行,代表性的医家及理论有四:其一即成无己之"和解少阳"法;其二为吴又可之"疏利开达"法;其三为叶天士之"分消走泄"法;其四为俞根初之"和解三焦"法。纵观这四大治法,其实皆属和法范畴,正如《重订广温热论·验方妙用》所言:"凡属表里双解,温凉并用,苦辛分消,补泻兼施,平其复遗,调其血气等方,皆谓之和解法。"

一、和解少阳法

关于少阳病,张仲景并无"和解"一说,只是在《伤寒论》第148条言:"伤寒五六日,头汗出,微恶寒,手足冷,心下满,口不欲食,大便硬,脉细者,此为阳微结,必有表,复有里也。脉沉,亦在里也。汗出为阳微,假令纯阴结,不得复有外证,悉入在里,此为半在里半在外也……可与小柴胡汤。"可见仲景所谓"半在里,半在外"亦即"必有表,复有里",是指表里同病,并非目前一般意义上认为的"半表半里",即表里之间。

金代成无己在《注解伤寒论》"注太阳病第 96 条"时首先提出"半表半里"的概念,曰"邪有在表者,有在里者,有在表里之间者,此邪气在表里之间,谓之半表半里证"。可见成无己所谓"半表半里"是指邪气既不在表,亦不在里,而在表里之间。由是观之,成无己的"半表半里"与张仲景的"半在里,半在外"内涵是有差异的。

成无己注少阳病第 266 条时又明确提出"和解"的概念,曰:"本太阳病不解,转入少阳者,胁下硬满,干呕不能食,往来寒热,尚未吐下,脉沉紧者,与小柴胡汤。"成无己注曰:"太阳转入少阳,是表邪入于里。胁下硬满,不能食,往来寒热者,邪在半表半里之间。若已经吐下,脉沉紧者,邪陷入腑为里实。尚未经吐下,而脉沉紧,为传里,虽深未全入腑,外犹未解也。与小柴胡汤以和解之。"其在《伤寒明理论·诸药方论》中更是直接将"半表半里—和解—小柴胡汤"一线贯穿,至此"和解少阳"法完全确立,曰:"伤寒邪气在表者,必渍形以为汗;邪气在里者,必荡涤以为利。其于不外不内,半表半里,既非发汗之所宜,又非吐下之所对,是当和解则可矣,小柴胡为和解表里之剂也。"

值得一提的是,金元四大家中,刘完素也沿袭了成无己"病在半表半里当和解"的理论。刘氏认为和解剂不仅包括小柴胡汤,还包括天水散、凉膈散、小柴胡合解毒汤等。刘完素对和解的认识,主要有两层意思:其一,病在半表半里,既不可汗,又不可吐,法当和解;其二,和解之剂用药多平和。李东垣在《医学发明·六经禁忌》中也指出少阳之病当用小柴胡汤和解之,并认为和解是平和之法。朱丹溪在《丹溪手镜》中依据《伤寒论》条文提出了"汗吐下温水火刺灸八法",但朱氏并没有提到和法以及少阳病证的具体治法。

二、疏利开达法

成无己之后,"和法"在外感热病的发展中当推吴又可之"疏利开达"法。

吴又可在《温疫论》中提出温疫病"邪伏膜原"的认识与"疏利开达"的治法,认为温疫初起,邪气既不在表,亦不在里,而是伏于膜原,治宜以达原饮疏利开达邪气。其曰："温疫初起，先憎寒而后发热，日后但热而无憎寒也。初得之二三日，其脉不浮不沉而数，昼夜发热，日晡益甚，头疼身痛。其时邪在伏脊之前，肠胃之后，虽有头疼身痛，此邪热浮越于经，不可认为伤寒表证，辄用麻黄、桂枝之类强发其汗。此邪不在经，汗之徒伤表气，热亦不减。又不可下，此邪不在里，下之徒伤胃气，其渴愈甚，宜达原饮。"方中以槟榔、厚朴、草果辛行疏利，芳香透达同为君药，使气机畅利则伏邪自溃。诚如吴又可所言："槟榔能消能磨，除伏邪，为疏利之药，又除岭南瘴气；厚朴破戾气所结；草果辛烈气雄，除伏邪盘踞；三味协力，直达其巢穴使邪气溃败，速离膜原。"因三药温燥气烈，故吴氏辅以黄芩、知母、芍药等寒润之品，清里热兼制温燥之过，刚柔相济调和寒热，组方合体亦是讲究"平和"二字。

同时，吴氏又强调邪伏膜原证因感邪之异而有轻、中、重之区别："感之轻者，舌上白苔亦薄，热亦不甚，而无数脉，其不传里者，一二剂（达原饮三阳加法）自解；稍重者，必从汗解，如不能汗，乃邪气盘踞于膜原，内外隔绝，表气不能通于内，里气不能达于外，不可强汗（宜达原饮主之）；感之重者，舌上苔如积粉，满布无隙，服汤后不从汗解而从内陷，舌根黄渐至中央，邪渐入胃，此三消饮。"

显然，成无己之"半表半里"与吴又可之"邪伏膜原"对病位的定位极其相似。不过，成无己之"半表半里"只是一个概念，吴又可则将其进一步确定为"其邪去表不远，附近于胃……邪在膜原，正当经胃交关之所，故为半表半里""其时邪在夹脊之前，肠胃之后"，指明温邪伏匿膜原，不仅牵及上焦之隔膜，亦连及中焦胃肠，强调邪虽离表，但尚未入脏腑之里，因而确定为半表半里之位，并借《内经》"膜原"名之。

故吴又可"邪伏膜原"的认识很可能是受成无己"半表半里"概念的启示。从这个角度讲，吴又可"疏利开达"法也可以认为是成无己"和解少阳"法的发展。

三、分消走泄法

"疏利开达"理论奠定后，"和法"的进一步发展则见于叶天士之"分消走泄"法。叶天士在《温热论》中有言："再论气病有不传血分,而邪留三焦,犹之伤寒中少阳病也。彼则和解表里之半,此则分消上下之势。随证变法,如近时杏、朴、苓等类;或如温胆汤之走泄。因其仍在气分,犹有战汗之门户,转疟之机括也。"即认为温热病中湿热之邪流连三焦宜用分消走泄法。

具体来说,杏仁开上、厚朴畅中、茯苓导下,可使留滞三焦之湿热或痰湿得以分消走泄;温胆汤辛开苦泄,功在宣展气机,化痰祛湿,对于邪留三焦,痰湿偏重者尤为适宜。而此时病证,若妄投寒凉,易使痰湿阻遏,邪热不得宣透,缠绵不愈。需知,邪留三焦之治,贵在气化,以分消走泄立法,实乃使痰湿无容留之处,热无所依,亦自透达,此叶氏"分消走泄"之奥妙所在。

后世对分消走泄法多有解读,一般认为,"分消"即为分消上下之势,从上、中、下三焦把湿热之邪消除;"走泄"则指通过通的手段,使邪外达。简而言之,就是宣畅气机,开郁行滞,疏通三焦,使水、气运行之路通畅,邪有出路。"分消"是从施治方法与部位而言,"走泄"是从选药特点而论,是同一治则的两个方面,两者相辅相成,分部而消邪,走动而泄邪,不可分割。而分消走泄法祛除湿热,则主要通过以下几个途径:① 就近祛邪,因势利导:湿性弥漫,遍及全身,必须多部位多方法,使邪从上下内外分部消散,加快邪气外达的速度。② 疏通三焦:三焦为全身阳气和水液运行之通道,三焦通畅则气、水运行无阻。若病位局限者,因三焦相连,仍可分消三焦,引湿热从多方外达。③ 行气化湿:湿易阻气,气能化湿,选用走泄之品,使气机通达,则湿邪易化,热邪易透。

之所以将分消走泄法认为是"和法"之一,是因为叶天士明确提出"邪留三焦,犹之伤寒中少阳病也"。不过,温病"邪留三焦"与伤寒少阳病之区别在于"彼则和解表里之半,此则分消上下之势"。吴鞠通之后,温病学家受其温病三焦传变认识的影响,大多认为,伤寒是由表传里,温病是由上传下,故"表里之半"与"上下之势"似乎有质的区别。"邪留三焦"之实质是湿热邪气既不在卫表,亦未入营血,徘徊流连气分又未入于阳明之腑,故其"三焦"亦有表里之半的意味在其中矣!而"分消走泄"即是要疏畅气机、宣通上下,使留于少阳三焦之邪得以分清走泄,故而归其为和解之变法。

四、和解三焦法

至俞根初时期,"和解三焦"法确立,"和法"在外感热病中又有了进一步发展。

俞氏认为,对于邪伏膜原证,可通过使用开达三焦气机的方法,使伏于膜原之邪,从三焦而外达肌腠,然后,通过辅以宣透的药物,使邪气从表而解。俞氏以小柴胡汤加吴又可达原散,加减化裁作柴胡达原饮,方中以柴胡疏达膜原之气机,黄芩苦泄膜原之郁火,作为君药,臣以枳、桔开上,朴、果疏中,青、槟达下,以畅达三焦之气机,使以甘草和中益胃,诸药相伍,以使膜原之伏邪从三焦而外达于肌腠,再佐以荷梗,外透浮游于体表之邪。在其所著《通俗伤寒论·六经治法》中,俞根初曰:"少阳宜和。"并在前人基础上自创和解剂 14 方,其中最有特点的就属此柴胡达原饮之"和解三焦"法,另一为蒿芩清胆汤之"和解胆经"法。

对于俞氏所创柴胡达原饮,何秀山在此方下按曰:"《内经》言邪气内薄五脏,横连膜原。膜者,横膈之膜;原者,空隙之处。(膜原)外通肌腠,内近胃腑,即三焦之关键,为内外交界之地,实一身之半表半里也。凡外邪每由膜原入内,内邪每由膜原达外。此吴又可治疫邪初犯膜原,所以有达原饮之作也……虽云达原,实为和解三焦之良方。"即认为膜原为一身之半表半里,是内外交界之地,三焦之关键,亦是邪气入内出外之门户,故邪在膜原当达原以为治。而达原法之实质亦是和解法。

值得一提的是,柴胡达原饮虽以达原散为基化裁而得,但对于邪伏膜原证,俞、吴二人的治疗思想却有明显不同。俞氏立方从地域气候、人体禀赋、饮食风俗等因素考虑,更针对江南之人禀赋嫩弱、恣食生冷油腻、地居潮湿,"故上吸秽气,中停食滞者甚多"的特点,用药着重于芳香宣透,宣通三焦气机,以调节人体三焦之功能。通过使用开达气机的药物,宣上、畅中、达下,使三焦之气机通畅,三焦之功能恢复,伏于膜原之湿热邪气自然有外达之机,再稍施以外透,邪气便可自表驱除;而吴氏立方则更侧重于针对病邪,主张使用辛香燥烈的药物,直捣湿热疫邪盘踞之巢穴。使伏于膜原之邪气松动,或者外达于卫,通过斑、汗而解,或者入于胃腑,然后通过使用下法而使邪气得以排出。

作为"和解胆经"法的代表,俞根初之蒿芩清胆汤是由小柴胡汤、温胆汤与碧玉散化裁而来。何秀山在此方下按曰:"足少阳胆与手少阳三焦合为一经,其气化一寄于胆中以化水谷,一发于三焦以行腠理。若受湿遏热郁,则三焦之气机不畅,胆中之相火乃炽。"认为胆与三焦同属少阳,故其气化相通。胆气为湿热所郁遏,则三焦气机不畅,故邪在胆经,亦当用和解法以畅三焦气机。

第三节　内伤杂病的"中和法"

仲景之后,内伤杂病"和法"由张景岳倡其始,汪昂、程钟龄踵其后。张景岳之所谓"和法"其实主要是调和脾胃法。汪昂认为,"和法"之用,在于分理阴阳、调和营卫。程钟龄则认为,"和法"可兼诸法。此外,唐容川在血证治疗中善用"和"法,亦可看作是内伤杂病"和法"的重要发展。

一、张景岳《景岳全书》之"和法"

医家张景岳十分重视方与法的密切关系,以"方以立法,法以制宜"分类方剂,将自己所制新方,仿兵法布补、和、攻、散、寒、热、固、因八阵。其中,"和略"之论及所列"和阵",一定程度上反映了其对"和法"的认识。

《新方八略·和略》中着重对"和法"的理论进行了阐述。"和方之制,和其不和"是立法原则;"凡病兼虚者,补而和之;兼滞者,行而和之;兼寒者,温而和之;兼热者,凉而和之"是应用指导;"土兼四气,其于补泻温凉之用,无所不及"是运用要点;"务在调平元气,不失中和之为贵也"是治疗目的。后列各类如"阴虚于下,而精血亏虚者,忌利小水""气滞者,忌闭塞""诸动者,不宜再动"等虚虚实实之忌,即告诫医者,和法虽泛,亦有其忌,不可滥用。在"和阵"中,又补充了"和法"的应用范围,"病有虚实气血之间,补之不可,攻之又不可者,欲得其平,须从缓治,故方有和阵"。

从其论述可以看出,景岳所论和法,广义上即"和其不和"之法,可以概括一切治法的治疗目的;狭义指在疾病处于多种矛盾的状况时,即"补之不可,攻之又不可"时,用较为缓和的方药顺应病势、调平元气、和其脾胃的方法。具体运用中可根据兼证不同而与其他治法共用,具有兼治和缓治的特点。此外,景岳在论述伤寒时亦提到和解一法,如《景岳全书·论伤寒古治法》中说:"但见表邪未解,即当解表。若表证未解,不可攻里也。但见里证已具,即当攻里。若里证未实,尚宜和解也。或汗或和或下,但当随证缓急而用得其宜。"但这种和法或和解法实际是一种解表法,适用于表里同病而里实不重的情况,与其所论"八阵"中的和法并不一致,而认为其属于"凉散"方,遂列入"散阵"中,不将其列入"和阵"。

"和"之为法,变化多端,理论上的"和其不和"自然失之宽泛,运用宜忌需根据实际情况,亦是不胜枚举。张景岳自谓"书不尽言,言不尽意"(《景岳全书·和略》)。而纵览《景岳全书》中所列"新方八阵"与"古方八阵",正是对其"和"思想的集中体现。

简而言之,"新方八阵"之"和阵"中,张景岳对和法的具体应用大致包括了和化痰饮、调和脾胃或肝脾、和气止痛三个方面。从他在"古方八阵"的"和阵"中所引的经方来看,亦佐证了这一点。"古方和阵"共载仲景 13 方,9 方标明出自《金匮要略》,即小半夏汤、小半夏加茯苓汤、大半夏汤、黄芩半夏生姜汤、苓桂术甘汤、陈皮汤(即橘皮汤)、猪苓散、防己黄芪汤、茵陈五苓散,4 方标明出自"仲景",即五苓散、猪苓汤、乌梅丸、脾约丸。除乌梅丸调和气血寒热以止痛、脾约丸缓下以和胃外,其余方剂无不与痰饮水气相关。

由此可见,张景岳所论之和法,完全摆脱了成无己"和解少阳"治疗外感病的范畴,而追本循经,直接继承了《内经》的"和气"之法以及仲景《金匮》中"病痰饮者,当以温药和之"的学术思想,又结合临床实践体验,在诸多医家中独辟蹊径,形成了一套具有特色的完整体系。

而经过在《景岳全书》"和略"与"和阵"的论述之后,"和法"也逐渐被医界所重视,其应用范围由外感病拓展到所有疾病,对于"和法"这一治疗方法,乃至整个中医体系治则治法领域,都具有里程碑式的意义。

二、汪昂《医方集解》论"和法"

汪昂并未对和法进行明确定义,但其和法的基本思想承袭于成无己,如

《医方集解》载"邪在表宜汗,在上宜吐,在里宜下,若在半表半里,则从中治,宜和解"。这一说法,即是源于成无己。《医方集解》专列"和解之剂"的第一方为小柴胡汤,"小柴胡汤主和解之说"也正是成无己首先提出的。

尽管在对和法的认识上承袭于成无己,但与其学说相比,汪昂对和法又有了更深的理解、较大的发展。

首先,汪氏强调了和法的重要性,如《医方集解·和解之剂》所言:"昔贤云,或热病脉躁盛而不得汗者,阳脉之极也死,然有当和解之证,汗之不得汗,和解之力到,汗自出而解,慎勿错认作死证也,由是观也,和解之剂,用以分理阴阳,调和营卫,顾不重欤?"

其次,汪昂提出"和解之剂,用以分理阴阳,调和营卫",相较成无己所强调的"和解半表半里之邪",是进一步拓展了和解剂的功效。观汪昂所列 17 首和解方,除和解少阳(小柴胡汤)之外,还包括升降阴阳(黄连汤)、太少两解(黄芩汤)、调和气血(芍药甘草汤)、调和六气(六和汤)、调和肝脾(痛泻要方)、调和阴阳(阴阳水)、调和诸药(甘草黑豆汤)等。另外,又附方 36 首,包括小柴胡汤(小前胡汤、柴胡双解散、柴胡加芒硝汤、柴胡加桂枝汤、柴胡加龙骨牡蛎汤、柴胡桂枝干姜汤等)、黄芩汤(黄芩加半夏生姜汤、黄芩芍药汤、《外台》黄芩汤)、温胆汤(半夏汤、酸枣仁汤、十味温胆汤)、逍遥散(八味逍遥散)等。对每方的组成、主治、加减、归经、方义、变化方、煎服法、来源等进行详细的注释,涵盖了现代中医方剂学和解少阳、调和肠胃、调和肝脾三个方面的和解剂,远远超出成无己小柴胡汤的功效和主治,甚至可以说是对景岳"和阵"方剂的拓展,也奠定了当今方剂学关于和剂的理论,成为现代方剂学和解剂的分类基础。

总的来说,汪昂的"和解之剂"是在一定程度上拓宽了"和法"的运用。

三、戴天章《广瘟疫论》之"和法"

戴天章在《广瘟疫论·和法》中拓展了和法之义,其所称"和法"是指调和之法,而非和解少阳,他将相互对立的几种治法同用即称为"和"法,即寒热并用谓之和,补泻合剂谓之和,表里双解谓之和,平其亢厉谓之和。认为寒热并用者,因时疫之热,夹有他邪之寒,适逢时疫之邪气实,人之正气虚之际,故用补泻法以和之,如其方中黄芩与半夏并用,黄连与生姜并用,知母与草果并用,石膏与苍术并用者皆是;表里双解者,因疫邪既有表证又有里证,故以此法而和之,如其方中麻、羌、柴、葛与黄、硝、芩、栀、枳、朴配伍合用者皆是;平其亢厉者,时疫之大势虽去而余邪未解时,选用下法少其剂量缓其峻,或选用清法变汤剂为丸散剂缓其时日,故亦成为"和法"。由此可见,戴天章所论之和法,实寓汗、下、清、补诸法综合运用之意,亦是疾病在常与变过程中所采用的治疗方法,具有"乱中整合,调营卫,和阴阳"之理。

而何廉臣进一步发挥:"凡属表里双解、温凉并用、苦辛分消、补泻兼施、平其复遗、调其气血等方,皆谓之和解法。和法者,双方并治,分解其兼症、夹症之复方,及调理复症、遗症之小方缓方也。"

戴氏与何氏立足于温病,从双方并治、平其复遗、调其气血的角度,扩大了"和法"的概念,认为和法包含狭义的"中和"之义,包括调和寒热、表里双解、补泻同用,以及平其太过皆可谓之"和法",而和法之功在于调和人体气血津液等,使人体阴阳皆达到平和,无太过亦无不及。

四、唐容川《血证论》之"和法"

唐容川以"阴阳气血水火"立论,对血证治疗颇有心得。在其《血证论·用药宜忌论》中有载:"汗吐攻和,为治杂病四大法。而失血之证则有宜不宜……至于和法,则为血证之第一良法。表则和其肺气,里者和其肝气,而尤照顾脾肾之气。或补阴以和阳,或损阳以和阴。或逐瘀以和血,或泻水以和气。或补泻兼施,或寒热互用。许多妙义,未能尽举。"认为吐法为血证禁忌,汗、下法血证可有选择使用,而"和法"则为"血证之第一良法"。

之所以如此推崇"和法",是因为唐氏据"气生于水,既能化气,水化为气,水亦能病气,气之所至,水亦无不生焉"之理,认为止血为血证第一要法,而和法是止血第一上策。"和法"即和解、调和之意,调顺气血不和,或疏肝和胃,或两和肝脾等。由于肝、胃、肺因气机阻滞、横逆或上逆之气迫血妄行,故要止血必先和气调气,气和则血止;反之,若是肝气不和、横逆而犯,血不归经、四窜外溢,则见吐血,又如肺气上逆,血随气逆而见吐衄者。故"和法"的妙义就在于调和肝肺、调和阴阳、调和气血、补泻兼施、寒热互用,五脏阴阳气血营卫和则邪祛血止。

唐容川对"和法"的推崇体现在小柴胡汤在血证治疗中的广泛运用上。唐容川认为"此方乃达表和里,升清降浊之活剂"(《血证论》),"为通利三焦,治肺调肝,和营卫之良方"。血证治疗中"加减得宜,左宜右宜"。

举例而言,如血家之感冒,"治惟和解一法,为能补正祛邪""凡外邪干血分者,小柴胡汤皆能疏理而和解之";邪热入血室者,宗仲景意用小柴胡汤和血的基础上,更加桃仁、牡丹皮活血祛瘀治之;血出兼有外感者,和止取效,小柴胡加荆芥、防风、紫苏疏表,当归、白芍、牡丹皮理血;出血而成血瘀者,和化收功,小柴胡汤或加当归、白芍、牡丹皮,或加红花、血竭,或加大黄、牛膝以调和气血,化瘀消滞;瘀血积于腠理而伤荣卫,出现寒热如疟之状,可用小柴胡汤加味疏理和解,使腠理通、荣卫和,瘀去而新血生;失血家之喘息郁闭者,用小柴胡汤加杏仁,以转枢外达,使腠理通,荣卫和而达气于外,不壅于内而为喘;因相火怫郁,动血而吐衄者,也可用小柴胡汤加减,内调升降,外和出入,使气血和顺等;失血家停食作泻者,小柴胡汤加三仙、莱菔子以和解消导;失血家气火上逆者,小柴胡汤加龙胆、黄连、龙骨、牡蛎和肝降逆;失血家津液不布发渴者,小柴胡汤加牡丹皮、桃仁、牛膝和水布津。诸多证治,不一而足。

综观是书,唐氏治疗血证,谨宗止血、消瘀、宁血、补血四大法,每法之中均蕴有和法。而妙用小柴胡汤加味以和表里、调上下、通内外、消瘀滞、畅气机,而达和解止血、和化瘀滞、和调肝肺、和疏愈疾之目的,更是体现了唐氏血证活用和法的治学思想。可谓,唐容川血证之"和"法,进一步拓展了"和"法及小柴胡汤在内伤杂病中的运用,"诚谓补前贤之未备,拓后学之门径"。

五、程国彭《医学新悟》与"和法"

程国彭在其所著的《医学心悟》中首次提出"医门八法",即汗、和、下、消、吐、清、温、补,并对每一种治法进行详细论述。程氏"医门八法",为后世广大医家所首肯,至今仍被奉为圭臬,指导临床。

《医学心悟》中对"和法"概念的论述主要有二:其一为和解少阳法。"伤寒在表者可汗,在里者可下,其在半表半里者,惟有和之一法焉。""应用柴胡汤和解之。"其二,和其不和法。"有清而和者,有温而和者,有消而和者,有补而和者,有燥而和者,有润而和者,有兼表而和者,有兼攻而和者。和之义则一,而和之法变化无穷焉。"(《医学心悟·论和法》)。将一切达到"和"的治疗方法都归于"和法"的广义概念之中,与张景岳"和其不和"的论述相一致。"和其不和"的原则也至此成为中医治疗中整体观念的代表之一,体现了医家对人体内部以及人与自然之间相互和谐的重视。

程国彭的贡献还在于,对误用"和法"的情况进行了系统的梳理,包括:当和不和误人者,例如当病出现耳聋胁痛、寒热往来之症状时,就应该用柴胡汤和解,如果误用麻黄、桂枝发表,或者大黄、芒硝攻里,或者因为胸满胁痛而误用吐法等,都属于误治。有不当和而和以误人者,如病邪在表,误用和法,邪气在里,以柴胡汤和解之,则病重药轻等。有当和而和、和之不当者,如当和而和,而不知寒热之多寡;当和而和,而不知禀质之虚实;当和而和,而不知脏腑之燥湿等。

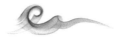

第四章
中和带给中医的思考

第一节　反思中医"平衡观"现象

一、民间与学界的"平衡观"乱象

时下,人们的生活节奏不断加快,工作压力越来越大。不规律的饮食、起居习惯让很多人出现了亚健康状态;中老年人追求更高的生活质量,希望更加健康长寿,于是乎"养生"成为人们所热衷谈论的话题。中医药理论作为"养生"的重要理论依据,自然受到了人们的追捧,"天人合一""阴阳平衡"等名词在人群中,口耳相传。人们普遍认为,"平衡"即是中医药"养生"的理论核心。"养生"各界言及中医常云中医"尚平衡",中医"平衡论"的观点不胫而走。不少中医学者亦大谈"阴阳平衡""气血平衡""脏腑平衡""精气平衡"。不论是六旬老者,还是 90 后青年,不论是学者,抑或是工人,谈论中医药,常常会提到中医的"尚平衡",中医"平衡论"的观点慢慢地成为人们的一种"常识"。

不仅平常人们的谈资,甚至有不少中医学者也在大谈"阴阳平衡""气血平衡""脏腑平衡""精气平衡"。笔者经文献研究,发现多位学者从平衡的角度论述中和思想。如段振离、陈昌元均从动静平衡观、制约平衡、和调平衡观对"中和"平衡论进行阐释,认为人体正常生命活动是人体内外保持协调平衡的结果,中和思想平衡论建立了中医学的"中和"思维平衡论,即:生理上,"阴平阳秘,精神乃治";病理上,"阴阳失和,百病乃生";治疗"以平为期";养生"中和阴阳,延年益寿"。郜东梅认为"中"是协调平衡之意,非绝对静止,而是相对的动态平衡,当平衡被打破,阴阳失和,人体即是病态。景浩认为中医治疗旨在恢复"阴平阳秘"的平衡、协调状态,"平"更直接体现了儒家"致中和""执中两用"思想。

上述观点初闻之,觉其甚是有理,乃是一种"高大上"的理论。细品之,便觉其迷雾重重,乃是一种"剪不断,理还乱"的说理方式。深思之,更觉其扰人耳目,乃是一种对中和思想不求甚解,以讹传讹的误读与曲解。本研究认为切不可"约定成俗"地将"中和"与"平衡"混为一谈,因为这真真关系到中医理论的根基,生命元素之间的关系到底是什么,取决于选的"平衡"观还是"中和"观,比起"含含糊糊地被混为一谈",还是说清楚的更好。

经过仔细思考,我们会发现,简单的"平衡"理论并不能真正很好地描述中医理论的体系与核心。放在稍稍复杂的体系内,万物追求"平衡"的理论就会显得力不从心,给人一种模糊的概念。而通过研究发现,"平衡"其实是对中医核心思想的一种曲解,是有失偏颇的。

二、"平衡"相较于"中和"的局限性

(一)"平衡"含义

1. "平"的含义　参见第二章第二节,此处不再赘述。

2. "衡"的含义　"衡"在《说文》被解释为"牛触,横大木其角",这是其本义,既是指绑在牛角上的横木;诗曰"设其福衡",亦为此意。"衡"在《墨子·经说下》中的解释是"加重于其一旁,必捶"[①],主要为称量、评定之义;如同《礼记·经解》中的解释为"犹衡之于轻重也",注为衡,称也;《庄子·胠箧》解释为"为之权衡以称之,则并与权衡而窃之"[②];《淮南子·主述训》中的解释为"衡之左右"。此外,还有"衡流""衡游"之说,是横亘之义。还有"衡命""衡道"之说,是违逆之义。还有"衡才""衡尺""衡铨"之说,是铨选之义。

3. "平衡"释义　平衡起初的意思正如字面所示,是指两物齐平如衡。《礼记·曲礼下》中有记载,"执天子之器则上衡,国君则平衡"。孔疏注释认为"衡"是"平"的意思,人在拱手之时,正好位置与心相平,所以说"心为衡",而作为天子,器具不能放置在低处,而都要高于心,显示出尊敬。同样,在《荀子·大略》中也有这样的记载"平衡曰拜"。杨倞注:"平衡谓磬折,头与腰如衡之平。"正如"平"的象形,两物齐平,不分高低而如同横放的木头一样。

"平衡"还有重量上一致之义。"衡"之"平"为衡器两端承受的重量相等之意。《汉书·律历志上》中有言:"准正,则平衡而钧权矣。"即是重量一致的意

---

① 方勇译注.中华经典名著全本全注全译丛书·墨子[M].北京:中华书局,2011:355.
② 赵杏根.老庄经典百句[M].合肥:黄山书社,2009:169.

思。唐代韩偓在《漫作》诗之二中有写道"千钧将一羽,轻重在平衡"。明代马愈的《马氏日抄·水火称毒》同样有平衡的记载:"称则以人、石平衡,视其轻重,虚则人低石举,实则石重人轻。"

到了后世,平衡又代表了更多的涵义。比如表示权衡国政使得其平:唐代刘禹锡在《上中书李相公启》中有"六辔在手,平衡在心"。宋代苏轼在《明君可与为忠言赋》中有写:"虚己以求,览群心于止水;昌言而告,恃至信于平衡。"平衡又可表示对立的各方面在数量上相等,比如产销平衡、收支平衡等。

虽然"平衡"有如此多的释义,但这些释义都基本没有区别于"平"与"衡"的基本涵义。总结来看,"平衡"就是两者对立,又相互对称,没有哪一方能够明显超过另一方。"平衡"的一大要义即是双方始终处于对立的关系。互相制约对方已达到一种平稳的状态。这样的系统与"中和"的境界存在一定的相似性。中和思想强调"无极",万物趋于"中",协调而和,"平衡"同样强调不偏向哪一方。实际上,平衡可以不仅仅局限于两者,而甚至可以发展至三方、四方、五方等,只要各个方面势均力敌,达到一个稳定的状态,即为平衡。

(二) 对"平衡"的哲学思考

"平衡观"之源可以参照《辞海》之解释为"把事物发展的相对平衡绝对化的形而上学理论。认为平衡和渐变是正常状态,不平衡是反常的。主要代表人物有法国的孔德(Isidore Marie Auguste Francois Xavier Comte, 1798—1857)、英国的斯宾塞(Herbert Spencer, 1820—1903)等人"。《哲学名词简释》认为"平衡论也称均衡论,是一种把力学上的均衡律生搬硬套地用到一切自然现象和社会现象上来的形而上学理论",主要代表认为还有德国的考茨基(Karl Kautsky, 1854—1938)、俄国的波格丹诺夫(Алекса. Александрович. Богданов, 1873—1928)和哈布林(Николай Иванович Бухарин, 1888—1938)等人[①]。"平衡论"乃源于西方,是机械唯物主义的组成部分,而机械唯物主义的局限性,在与辩证唯物主义的对比中已有诸多证明。而"非平衡"的概念主要来源

---

① 《哲学名词简释》编写组编.哲学名词简释(辩证唯物主义部分)[M].南京:江苏人民出版社,1979:137.

于理论物理学家和化学家普利高津(Ilya Prigogine，1917—2003)提出的耗散结构理论，即"系统在外界持续作用下，被驱使到远离平衡的状态，当外界的作用超过一定的临界值时，系统的状态将发生突变，从而进入一种空间或时间有序的状态"，侧重于"非平衡态热力学"的应用①。因此，即使是在西方哲学中，"平衡"也具有很强的局限性，过度强调"平衡"，会陷入机械唯物主义的泥淖。

　　事实上，从西方哲学演进的视角看，马克思实现的哲学革命，是与中国传统的中和思维相通的。马克思哲学实现的思维革命就是从"二元对立式"思维向"二元统一式"思维的跃迁，从而引领了西方现代哲学的发展方向。其第一次科学地解决了思维与存在的"统一"，即存在决定思维，思维反作用于存在，两者是辩证统一的。也就是说，马克思主义实现了从知性思维向理性思维的跃迁。关于知性思维与理性思维的不同，黑格尔曾指出："知性在一系列的对立上筋疲力尽，理性的唯一兴趣就是扬弃这些对立。"恩格斯指出："18世纪没有解决巨大的对立，即实体和主体、自然和精神、必然性和自由的对立，这种对立是历史一开始就予以关注的，它的发展寓于历史之中。"然而，18世纪的功劳却是不可磨灭的，其最大的功绩就在于它使"对立的双方完全截然相反并充分发展，从而使消灭这种对立成为必不可免的事"。于是解决对立的任务落到了19世纪的头上，而马克思哲学最大的功劳就在于解决了这种"对立"，从而以实践为核心实现了主客、物我的统一。这与中国历史上著名的"和同之辩"的核心内涵不谋而合。

　　此外，每一种理论的形成，都是打上其所在文化基壤的烙印的。"平衡论"起源于西方，这与西方理性而线性的文化基础密切相关，从而形成了一种较为具象的理论模型；而"中和论"更基于整体的、动态的、抽象的表达，是具有强烈的东方文化色彩的。在中国传统哲学中，"平衡"仅仅是事物状态的一个概念，从未上升成为哲学的高度。《中庸》一书的很多重要范畴如性、命、道、戒慎恐惧、未发已发等，都是围绕"中和"展开，而非"平衡"一词所能讨论。很多理学家几乎对此都有过很多论说，特别是理学大家二程和朱熹对此都作过专门而

---

　　① 　王海婴.大学基础物理学[M].3 版.北京：高等教育出版社，2013：66.

深入细致的讨论。程颐曰："不偏之谓中。"朱熹曰："中者，无过不及之名。""中者，天下之正道。"王阳明对此亦多有讨论，特别是未发、已发之中和问题。他把"无所偏倚"的"中"等同于理学的最高范畴——天理。他在和其弟子陆澄的讨论道："'澄于中字之义尚未明。'曰：'此须自心休认出来，非言语所能喻。中只是天理。'曰：'何者为天理?'曰：'去得人欲，便识天理。'曰：'天理何以谓之中?'曰：'无所偏侍。'"他进而将"良知"概述为"未发之中"，即所谓"未发之中，即良知也。无前后内外而浑然一体者也"。并且把"致良知"发而中节之"和"，"和"是致"中"的过程与途径。

（三）"平衡"中医用语探讨

本研究检索了较有代表性的 15 本中医医籍的"中""和""平""衡"四字出现的频率，我们发现"中"与"和"出现频率远高于"平"与"衡"，而且由"平"与"衡"连接出现构成的"平衡"没有出现过一次。吴心立检索了《文渊阁四库全书》，未见"阴阳平衡"一词[①]。

所检索到的惟一比较接近的说法是在《素问·汤液醪醴论篇》中的"平治于权衡，去宛陈莝……开鬼门，洁净府"。王冰认为"平治权衡"是指观察脉的浮沉，指出"权也者，所以察中外；衡也者，所以定高卑"。可以看出，书中所言的"权"与"衡"两个字，是就诊疗方式的不同而言的，是通过诸如脉象的浮沉等方式来衡量人体的病情及病变部位的，之后再讨论具体治疗方式，而治疗方式也与平衡无关。严世芸认为切千万不能望文而生义，"平治于权衡"五个字中虽有"平""衡"两字，却与古义无涉。

三、"平衡"的中医内涵解析

"中和"虽与"平衡"都强调矛盾的不同方面不偏向哪一方，但"平衡"侧重于事物处在量变阶段所显现的面貌，是绝对的、永恒的运动中所表现的暂时的、相对的静止；但中和思想重点强调"无极"，万物趋于"中"，协调而和。"平

---

① 吴心立.试论"阴阳和"的实质是阳主阴从[J].甘肃中医,2009,22(8)：22-23.

衡"是"中和"所追求的状态的一种体现,而"中和"是万物的规律与调和阴阳应当遵循的原则,囊括了"平衡"的内涵,并强调了相互协调的动态过程。即董仲舒言"和者,天之正也,阴阳之平也,其气最良,物之所生也"①,而非"平衡"一词所谓相对的"相对的静止状态"所能详尽阐释。因此,用"平衡"来理解中医的思想存在局限性。可以说,"平衡"是中医思想的一部分,但并不是核心,甚至只是一小部分。

1. "平衡"与"阴阳"关系　中医理论的核心是建立在"阴阳"这一概念上的,如果说"平衡"是中医思想中所追求的,那平衡应该与阴阳有高度的一致性。但是实际上,"阴阳"与"平衡"存在着极大的区别,这一点我们从阴阳的关系中就可以得出结论。平衡是阴阳关系的一部分,但用"平衡"来概括阴阳的关系,只能说是盲人摸象。

阴阳学说是我国古代重要的自然观和方法论,《易传》云"一阴一阳谓之道",阴阳可以说是中医学最为核心的两个概念。阴与阳的关系极为复杂,他们即是两个相对独立的个体,又是不能分割的一个整体。中医学中,阴阳两者之间存在着五大关系,包括交感互藏、对立制约、互根互用、消长升降以及相互转化,而不是简单的平衡能概括的。

人体的生理状态并非完全平衡的,中医学并不认为阴阳、脏腑、气血、经脉在人体内是平衡的。就阴阳言《素问·金匮真言论篇》论人的阴阳,可以说"外为阳""内为阴",谈论人的身体的阴阳,可以说"背为阳""腹为阴",不存在平衡的关系;《素问·金匮真言论篇》认为"清阳"轻清,是出上窍的,是发腠理的,是实四肢的,"浊阴"重浊,是出下窍的,是走五脏的,是归六腑的,也不存在平衡的关系;就脏腑而言,《素问·金匮真言论篇》认为心为"阳中之阳"、肺为"阳中之阴"、肾为"阴中之阴"、肝为"阴中之阳"、脾为"阴中之至阴",就更不存在平衡的关系了;就经络和气血而言中医学认为,太阳经、厥阴经常"多血少气",少阳经、太阴经、少阴经常"多气少血",阳明经常"多气多血",这样的气血和经络分布造就了人体调节功能的多样性。《温病条辨》中写到在圣人当中,尚且有

---

① 玉昆子.阴阳五行里的奥秘[M].北京:华夏出版社,2012:84.

"偏于任""偏于清""偏于和"的不同,认为"千古以来不偏者,数人而已"①。解剖学上,人体亦不是左右平衡的,对此有大量的现代医学根据。而在《素问·阴阳应象大论篇》中也有类似说明,诸如认为人的右耳、右目不如左耳、左目明,认为人的左手、左足不如右手、右足强等,此类论述中医学中亦汗牛充栋,不再赘述。

《素问·阴阳应象大论篇》中对阴阳的描述是"积阳为天""阳躁""阳生""阳杀""阳化气""积阴为地""阴静""阴长""阴藏""阴成形"……详细地表述了阴阳的复杂关系,从未提及"平衡"一词。《灵枢·根结》中对阴阳的描述是"阴道偶,阳道奇",这是从量的角度认识阴阳不等。

2. 人体的正常生理状态并不"平衡"　平衡并非中医学所追求的生理状态,人体要达到平衡的状态是不符合生理基本规律的。一是,静态平衡很难在生命体的内部实现。从系统到器官,从组织到细胞,生生不息的动是生命的主旋律。因为人生当中没有完全相同的两天,生命不断地变动,这种变动只能用"中和"来解决,"平"是"和"化身而出的。二是,动态平衡也并非人体常态。苏联一位叫巴乌埃尔的学者指出"生命系统任何时候都不是平衡的,它靠自己的自由能不断地工作来打破平衡"②。从时间上看,人体每日的生理状态其实是不一样的,是一个动态变化的状态,这正体现了一种非平衡的关系。正如《灵枢·顺气一日分为四时》中所言:朝,人处于"气始生,病气衰,旦慧"的状态;日中,人处于"气长,胜邪,安"的状态;夕,人处于"气始衰,邪气生,加"的状态;夜半,人处于"气入脏,邪气独居于身,甚"的状态。又如《素问·生气通天论篇》中所言,阳气的消长也有时间上的规律:阳气一日主外,平旦时"气生",日中时"气隆",日西时"气虚,气门闭"。

此外,《灵枢·天年》中更为具体地对人的生命过程存在时间上的差异进行了描述:认为人在 10 岁左右,是"好走"的,因为此时"五脏始定""血气通,其气在下";人在 20 岁左右,是"好趋"的,因为此时"血气始盛,肌肉长";人在 30 岁左右,是"好步"的,因为此时"五脏大定""肌肉坚固,血脉盛满";人在 40 岁

---

① 吴瑭著,图娅点校.温病条辨[M].沈阳:辽宁科学技术出版社,1997:83.
② 湛垦华,沈小峰.普利高津与耗散结构理论[M].西安:陕西科学技术出版社,1982:37-38.

左右,是"好坐"的,因为此时"五脏六腑十二经脉,大盛平定""腠理始疏……平盛不摇";人在 50 岁左右,"目始不明",因为此时"肝气始衰,肝叶始薄";人在 60 岁左右,是"好卧"的,因为此时"心气始衰,血气懈惰";人在 70 岁左右,"皮肤枯",因为此时"脾气虚";人在 80 岁左右,"言善误",因为此时"肺气衰,魄离";人在 90 岁左右,"肾气焦,四脏经脉空虚";人在 100 岁左右,则"形骸独居而终",因为此时"五脏皆虚,神气皆去"。可见,随着年龄的变化,人体的五脏、气血、肌肉均随之而变,在生老病死的过程中动态是永恒的,而平衡并非常态。这种是脏腑、肌肉、气血、精神由弱渐强,由盛及衰的过程,是每个生命所必须经历的过程。在每个阶段中,人体都可以维持"中和"的状态,但并非平衡的状态,各脏器、气血的生长和衰退不是"阶梯式"和"断崖式"的,不能按照年龄来"一刀切"达到所谓的"平衡",而是根据不同人的体质和所处的环境具有先后天的差异性。

而从现代生理角度来看,人体的体液代谢、动作电位等正常生理状态,简单用"平衡"来概括,也是有失偏颇的。比如人体的静息电位大多在 $-10 \sim 100$ mV,也就是膜内电位为负值,细胞膜内外的离子分布并非平衡;而人体体液的正常 pH 值为 $7.35 \sim 7.45$,酸碱例子在数目上也并不一致。因此,不论从传统中医理论上看,还是现代生理角度来看,人体的正常生理状态也并不是"平衡"的。

3. "阴阳平和"才是健康方式 平衡无法提供实现健康的方式,那么《素问·三部九候论篇》中"以平为期",《素问·平人气象论篇》中"平人者,不病也"中的"平"又如何解释呢? 如果把书中的"平"理解为"平衡"是不对的,因为我们可以用《内经》《类经》中的解释来论证。如在《灵枢·终始》中指出"所谓平人者不病,不病者,脉口人迎应四时也,上下相应而俱往来也,六经之脉不结动也,本末寒温相守司也。形肉血气必相称也,是谓平人"。在《素问·调经论篇》中指出"阴与阳皆有腧会……阴阳匀平,以充其形,久候若一,命曰平人"。在《类经》中指出"致中和,天地位焉,万物育焉……阴阳和平之人之谓乎"? 可见,书中各种"平人"并不是指"平衡的人",而是指正常人、健康的人。尤其是后面的几句原文解释,主要都是在说需要阴阳、气血、经脉、形肉……达到"相称""久候若一""致中和"的生理状态,才可以认为是正常的、健康的。我们可以认为,书中所言"平",是指人体的一种良好的状态,一种既没有太过,又没有不及的状态,可以用"阴阳和平"的状态概括。反之,书中所言"病",则是指人体的一种不良状态,即"不平"的状态,一种要么太过要么不及的状态,可以用"阴阳不平"的状态概括。

所以,要实现"阴阳平和"的健康状态,从中医学角度,需要用"中和"的方式,而不是用"平衡"的方式。"平衡论"违背了健康方式,进而也不符合中医的治疗法则。

第二节 "中和"是健康的原则与生命的追求

一、"中和"是生命起源与生理基础的概括

老子曰:"道生一,一生二,二生三,三生万物,万物负阴以抱阳,冲气以为和。"阴阳育"中和"的思想对中医学生命观具有奠基性的影响。其中,"一生二"即天地之道化生为阴阳"二仪";"二生三"即阴阳二相之间孕育的"冲气以为和",阴阳相交,萌发"中和之气",这是"三生万物"必不可少的基本条件。《内经》亦曰"三而成天,三而成地,三而成人",故从"一生二"到"三生万物""成天""成地""成人",其中的重要一环是"二生三",即阴阳相交产生中和之气,而这一环节这往往被今人所忽视。

中医学中,阴阳两者之间存在着交感互藏、对立制约、互根互用、消长升远非"平衡"一词所能详尽阐述。

一是交感互藏,即阴阳在运动中不断地相互影响,互相作用。单从这一点上,我们就能看到阴阳绝非简单的平衡。"平衡"只强调对立的双方,而阴阳虽然性质相反,但绝对不能互相分割。中国古代的哲学思想中认为,阴阳两者融合而生世间万物。在《素问·天元纪大论篇》中有这样的一段话:"在天为气,在地成形,形气相感而化生万物矣。"意思是说,天上的气与地上的实体相互融合就产生了万物。实际上,天上的"气"与地上的"形"就是阴阳两者的代表。

重要的是两者不能分离而必须相互接触。世间万事万物都是阴阳相交而产生的。

二是对立制约，即阴阳两者本身是截然相反的，互相约束、制约。而且实际上，阴阳的关系贯穿以"和"为贵的思想，故曰"阴阳和"，上皆可为道，下亦可为器，远非"平衡"之义可以概括。

三是互根互用，即阴阳相互依存，互为生发之根源，相互促进。通俗来说，就是阴是阳生发的源头，而阳又是阴生发的源头，两者互为根本，有相互促进。两者的存在缺一不可。《淮南子·天文训》说："阳生于阴，阴生于阳。"

二、"中和"是生命养护的理论原则

"中和"是中医生命起源的生理基础，也是在生命的养护维持过程中必须顺应的原则，贯穿人的一生。不论是陶弘景云："能中和者，必久寿也。"（《养性延命录·教诫篇》）还是董仲舒所谓："能以中和养其身者，其寿极命。"（《春秋繁露·循天之道》）

"致中和"是摄生之要，衣食居行不过其节，立身行事合乎中道，方可益智延寿，人与自然之间，做到和谐发展，这是中医对于群体和自然环境的整体观。个体与自然环境这两者的整齐划一，不可或缺。中医认识论中的"天人合一"、治疗原则上的"执中致和"、药物应用上的"补偏救敝"等，无不是中和思维的具体应用。在中和的指导下形成中医养生观念中，归纳起来，中医养生学的内涵主要呈现在以下几个方面：首先要做到顺应，即"法于中和，序于四时"，做到天人和；第二要安和，"和调情志，清心定志"，做形神和；第三要适度，"和于术数，动静有度"，做到动静和；第四，"乐而不淫，和律以聪"，做到五音和；第五，在饮食方面，恪守"谨和五味，长有天命"，实现饮食和。做到"允执其中，不偏不倚"，顺应自然，和调情志，维持内心的安和与平静，做到"形神合一"，是养生的前提。

三、"中和"是中医诊疗疾病的根本原则

《内经》在中医基础理论方面确立了中医学基本诊疗原则，其把"和"提高

到了"圣度"的位置,这体现在:第一,"中和"调阴阳的思想是中医学的基本诊疗思路。首先,"中和"具有调整阴阳关系的重要作用。其次,"中和"是取决人体是否处于健康状态的核心因素,阴阳相交产生"中和之气",即冲气。得中和者,人体内的阴、阳、冲气三者"和"则内邪不会生成,外邪不会侵袭。反之,"失中和"就是人体患病疾原因。第三,中医诊疗强调调和阴阳,即《内经》所谓"和本曰和"的纲领——在中医临床实践方面,以《金匮要略》为例,书中所言"若五脏元真通畅,人即安和",其中的"和"字,体现了张仲景对人体生理、病理的高度概括,可以说是张仲景学术思想的一大核心,贯穿了他的临证辨证论治。

如何在治疗法则上体现"致中和"?"和"不是指张景岳的和法。在《景岳全书》中,张景岳提出了"补、和、散、攻、寒、热、固、因"八阵,在所附古方条序中解释了"和阵",他认为病有在虚、实、气、血之间的,不是补或攻就能解决的,而是要使得其平,需要用缓治的方法,命名为"和阵"。可见"和阵"其实可以理解为缓治之阵,有"和缓"的意思,而不是"调和"的意思。因此,张景岳强调"和方之制,和其不和者也",提出病有虚者,用"补而和之"之法;有滞者,用"行而和之"之法;有寒者,用"温而和之"之法;有热者,用"凉而和之"之法。并认为"和"的治法含义很广,用途甚多,就像土兼四气,"于补泻温凉之无所不及",关键就在于"调平元气,不失中和"。

"中和"也不是指程钟龄的和法。《医学心悟》中指出,在程钟龄所创的八法中(汗法、吐法、下法、和法、温法、清法、消法、补法),言其"和法"为"其在半表半里者,惟有和之一法。仲景用小柴胡汤加减是已"[①],这里的"和法"其实是"和解之法"的意思。具体而言,此"和法"还有"燥而和""润而和""兼表而和""兼攻而和",他认为"和法"的意义是一样的,但具体到治疗中,可以变化无穷。

可见,八阵均为"中和"之阵,八法均为"中和"之法,"中和"之法的实质是辨证,理一而法万变,应当作为中医学的基本临证思路。应当比《广温疫论》中戴北山所言"寒热并用""补泻合剂""表里双解""平其亢厉"更大。

---

① 程国彭著,闫志安、徐文兵校注.医学心悟[M].北京:中国中医药出版社,1996:16.

第三节　中医"中和轴"模型的建构

中医"中和轴"模型是中华传统文化在自然科学和社会科学领域传承、实践与发展的典型代表,在其发展过程中汲取了诸子百家和历代先贤的思想营养,传统文化的智慧为中医学发展注入了持续、强大、独特的动力。其中,中和思想与阴阳学说、三才学说、五行学说均密切相关,对中医学理论体系产生了深刻的影响。笔者梳理先秦至清末的逾700本古籍中的4 000条"中和"词条,研究中和思想与中医学基本理论的关系,提出中医学"中和轴"模型。

一、"中和轴"模型的基础

(一) 阴阳理论基础

中医学的阴阳学说是中国古代哲学中的阴阳学说与中医学理论体系交互、结合而生的产物,它是运用中医学中"阴阳"的概念,解释人体及生命的各种生理和病理现象、健康状态,从而达到最终能够用其指导对疾病的诊疗、对病证的辨识,期望探索从保健养生,到防病治病的一系列规律的一种方法论。《素问·天元纪大论篇》谓之"阴阳者,天地之道也,万物之纲纪,变化之父母,生杀之本始,神明之府也"[①],其中对于阴阳的应用,一方面从哲学的角度出发,另一方面还把阴阳学说中的一些内容与中医学进行了紧密地联系,赋予医学意义,使阴阳学说成为中医学理论中重要的组成部分。可以说《内经》较早形成了对阴阳学说概念在哲学层面与中医学的整合,产生了流传至今的经典的中医学阴阳学说理论。

在大量文献基础上,"中医阴阳中和图"参照"太极图"构图(图4-1),结合

---

① 杨永杰,龚树全.黄帝内经[M].北京:线装书局,2009:11.

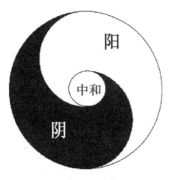

图4-1　中医阴阳中和图

了汉代孟喜的"十二消息卦"、元代胡一桂《易学启蒙翼传》中的"文王十二月卦气图"、明代何孟春《易疑》中的"龙马真象图"、明代韩邦奇《易学启蒙意见》中的"圣人之心图"和"维天之命图"、明代来知德《周易集注》中的"太极河图"和"梁山来知圆图"、清代胡煦的"循环太极图"而作。上述诸图的共同特征是具有同心圆的构图结构，但先贤并未对圆心进行更多的说明。研究结合大量文献，认为此圆心为阴阳旋动而成，是"由二生三，阴阳所育"之"中和"。"中和"为轴心，通过旋动而调节阴阳，起到"以三调二"，动态调节阴阳关系的作用。

（二）三才理论基础

三才思想对中医具有深远的影响，并已成为中医学术体系的重要组成部分，诸如天人相应、三阴三阳说、三部九候说、三焦说、精气神说等无不受到三才思想的影响。《内经》将天地人看作一个整体，如《素问·宝命全形论篇》谓之"夫人生于地，悬命于天，天地合气，命之曰人"，认为行医要知天、知地、知人，"夫道者，上知天文，下知地理，中知人事，可以长久"，病因有"邪之所在，皆为不足。故上气不足，脑为之不满，耳为之苦鸣，头为之苦倾，目为之眩。中气不足，溲便为之变，肠为之苦鸣。下气不足，则乃为痿厥心悗（《太素》作足，悗）"；诊病要"上合于天，下合于地，中合于人事"。

研究所作"中医三才中和图"（图4-2）结合《易经》的卦位构图，从中和与天地同构三才、中和应人、中和应气三方面更直观地反映出中和、三才与中医学三者之间的复杂关系。此图以"三爻卦"的形式呈现：上爻为上为"天""阳""神"；中爻为"人""中和""气"；下爻为"地""阴""精"。中和居于三才的中心位置，上衔天阳，下禀地阴，是谓天人相应；"中和"应

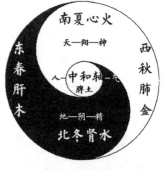

图4-2　中医三才中和图

气,气交成"中和","中和"运气承接精、神,是谓人之三才;图中佐以箭头表示"中和"之气如环无端,如"水之流""日月之行"不休,是谓三才之纽带。

(三) 五行理论基础

五行是中医理论体系的重要组成部分。五行学说是我国古人在生产、生活实践经验的基础上,总结提炼出的哲学思想与生产生活密切相关,类似于古埃及和古巴比伦的三元素说(水、空气、土)、古希腊的四元素说(风、火、土、水)、印度的四物质说(地、水、火、风),把五行等同于五种基本物质元素。但是这种情况在《尚书·洪范》出现后得到了根本性的改变,《洪范·九畴》不仅定义了"五行",即金、木、水、火、土,还对五行的各自特性和功能做了"润下""炎上""曲直""从革""稼穑"的诠释,并赋予了咸、苦、酸、辛、甘的味的匹配①。五行的含义在五元素的基础上进行了极大地扩展,赋予了哲学上的内涵。孔颖达在《五经正义》言之为"五行,水火金木土也。分行四时,各有其德"②,已经上升为事物属性的抽象概念,已超越了实体形态。

在哲学上的五行学说发展完备的同时,以《内经》为代表的中医五行理论也几乎同步成熟起来,哲学思想成果迅速被中医理论体系所吸收。诸如《素问·阴阳应象大论篇》将五行和五脏与情志相对应,认为人的五脏,可化生五气,五气"以生喜怒悲忧恐",《素问·异法方宜论篇》根据五方的环境产生的常见病进行治疗。

研究所作的"中医五行中和图"(图4-3)结合《河图》《洛书》,以"中土五行"的模式构图。该图直观表示"土性中和"的概念,同时确认了五脏与五行的相对位置。其中"中和"居于图的中央位置,与脾相连,不独主于时;北为水,脏属肾,时

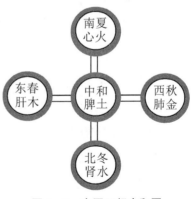

图 4-3　中医五行中和图

---

① 陈明源.中医基础[M].昆明:云南科技出版社,2010:8.
② 萧统编,李善注.文选(上)[M].西安:太白文艺出版社,2010:565.

为冬;南为火,脏属心,时为夏;左东为木,脏属肝,时为春;右西为金,脏属肺,时为秋。土为五行之主,四时之中皆有土气,居中央以灌四旁,生"中和气"以濡养他脏。

二、"中和轴"模型的形成

在文献研究的基础上,笔者作"中医阴阳中和图""中医三才中和图""中医五行中和图"表示"中和"与"阴阳""三才""五行"的关系,"中和轴"的形成正是基于研究所作的三幅图。此三图的共同特点是"中和"居于图的中央位置,以"中和"为轴可以贯穿"中医阴阳中和图""中医三才中和图""中医五行中和图"三图(图4-4)。

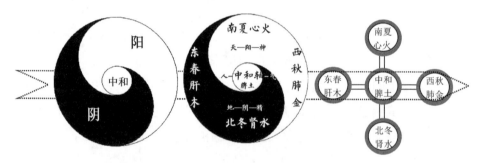

图4-4 阴阳三才五行同轴图

若将三图进行纵向的叠加,便形成了中医学"中和轴"模型图(图4-4)。此图,将"阴阳""三才"和"五行"放在统一的视角下看待:以"中和"为轴心,以阴阳为背景,动而生轴,依轴而动;以三才分列上、中、下,其上为"天""阳""神",其中为"人""气"与"中和"相应,其下为"地""阴""精";以五行居于五方,中央为"脾土",上为"南夏心火",下为"北冬肾水",右为"西秋肺金",左为"冬春肝木"。"中和轴"动态调节着阴阳关系、三才关系、五行关系。

三、"中和轴"模型的意义

中医学中理论模型颇多,如张其成多年研究阴阳五行的理论精华,曾提出中医"气—阴阳—五行"模型,指出"气—阴阳—五行"不仅是中医学重要的概念范畴,而且是中医学最基本的思维模式。

中医学"中和轴"模型以"中和"为轴,将"阴阳""三才""五行"放在统一的中医学视角下看待,将人与自然界视为一个整体。"中和"为轴动态调整着人和自然界中的"阴阳""三才""五行"的复杂关系,促使它们呈现出"中和"的健康状态。

需要说明的是"中和轴"模型,不能涵盖精妙博大的中医基本理论之一斑,但"中和轴"模型能够直观地展现出中和思想在"阴阳""三才""五行"中对中医学一以贯之的影响,说明了中和思想对中医学理论的重要性。

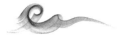

附　　录

类　别	朝　代	作　者	书　名	版　本	条　数
正史	唐	李延寿	《北史》	武英殿本	4
正史	清末	柯劭忞	《新元史》	庚午重订本	5
正史	唐	姚思廉	《梁书》	武英殿本	1
正史	宋	欧阳修	《新五代史》	武英殿本	8
正史	元	脱脱等	《辽史》	武英殿本	1
正史	唐	房玄龄等	《晋书》	武英殿本	8
正史	南朝梁	沈约	《宋书》	武英殿本	5
正史	元	脱脱等	《宋史》	武英殿本	27
正史	南朝宋	范晔	《后汉书》	武英殿本	7
正史	后晋	刘昫等	《旧唐书》	武英殿本	56
正史	明	宋濂等	《元史》	武英殿本	4
正史	唐	李百药	《北齐书》	武英殿本	1
正史	西汉	司马迁	《史记》	百衲本	2
正史	唐	令狐德棻等	《周书》	武英殿本	2
正史	宋	欧阳修、宋祁等	《新唐书》	武英殿本	65
正史	宋	薛居正等	《旧五代史》	武英殿本	50
正史	唐	魏徵等	《隋书》	武英殿本	3
正史	清	张廷玉等	《明史》	武英殿本	36
正史	北齐	魏收	《魏书》	武英殿本	1
正史	清	赵尔巽等	《清史稿》	关外二次本	212
正史	南朝梁	萧子显	《南齐书》	百衲本	1
正史	东汉	班固	《汉书》	百衲本	7
正史	元	脱脱等	《金史》	武英殿本	3
正史	晋	陈寿	《三国志》	武英殿本	2
别杂史等	清	黄以周等辑	《续资治通鉴长编拾补》	浙江书局本	3
别杂史等	东汉	袁康	《越绝书》	四部丛刊本	2
别杂史等	宋	岳珂	《鄂国金佗续编》	通行本	1
别杂史等	宋	司马光	《资治通鉴》	世界书局影印鄱阳胡氏本	16
别杂史等	明	陈邦瞻	《宋史纪事本末》	四部丛刊本	6
别杂史等	清	黄宗羲	《明儒学案》	二老阁冯全垓印本	84
别杂史等	宋	徐天麟	《西汉会要》	通行本	2

(续表)

类　别	朝　代	作　者	书　名	版　本	条　数
别杂史等	清	李有棠	《辽史纪事本末》	通行本	1
别杂史等	明	陈邦瞻	《元史纪事本末》	同治十三年（1874年)江西书局校刻本	1
别杂史等	南宋	谢深甫等	《庆元条法事类》	四库全书本	2
别杂史等	宋	郑樵	《通志略》	明汪刻本	10
别杂史等	清	谷应泰	《明史纪事本末》	通行本	1
别杂史等	清	唐晏	《两汉三国学案》	龙溪精舍丛书本	7
别杂史等	清	王夫之	《读通鉴论》	通行本	10
别杂史等	清	毕沅编著	《续资治通鉴》	清冯集椿本	16
别杂史等	清	赵翼	《廿二史札记》	清广雅书局本	3
别杂史等	清	清会典馆	《大清会典事例》	通行本	3
别杂史等	南北朝	佚名	《汉魏南北朝墓志选》	通行本	10
别杂史等	宋	王溥	《唐会要》	通行本	20
别杂史等	宋	李焘	《续资治通鉴长编》	四库全书本	30
别杂史等	唐	杜佑	《通典》	通行本	14
别杂史等	宋	袁枢	《通鉴纪事本末》	四部丛刊本	16
别杂史等	清	黄宗羲	《宋元学案》	光绪五年（1879年)龙汝霖重刊本	36
别杂史等	清	龙文彬	《明会要》	通行本	18
别杂史等	元	马端临	《文献通考》	浙江书局本	63
别杂史等	清	黄俊	《弈人传》	通行本	4
别杂史等	三国魏	刘邵	《人物志》	隆庆归德府刊本	1
别杂史等	清	章学诚	《文史通义》	四部备要本	1
别杂史等	晋	常璩	《华阳国志》	函海本	5
别杂史等	宋	岳珂	《鄂国金佗粹编》	通行本	1
别杂史等	汉	荀悦	《前汉纪》	四库全书本	4
别杂史等	清	佚名	《康熙起居注》	整理本	96
别杂史等	清	王鸣盛	《十七史商榷》	丛书集成本	10
别杂史等	宋	陶岳	《五代史补》	豫章丛书本	1
别杂史等	宋	叶隆礼	《契丹国志》	元刻本	1

附表 2　中和词条（诸子各家类）

类　别	朝　代	作　者	书　名	版　本	条　数
十三经	先秦	相传为周公旦	《周礼》	阮元校刻本	1
十三经	西汉	戴圣	《礼记》	阮元校刻本	2
十三经注疏	唐	郑玄笺、孔颖达疏	《毛诗正义》	阮元校刻本	11
十三经注疏	唐	郑玄笺、孔颖达疏	《礼记正义》	阮元校刻本	10
十三经注疏	唐	郑玄注、贾公彦疏	《周礼注疏》	阮元校刻本	5
十三经注疏	宋	何晏注、邢昺疏	《论语注疏》	阮元校刻本	3
十三经注疏	唐	杜预注、孔颖达疏	《春秋左传正义》	阮元校刻本	7
十三经注疏	唐	王弼等注、孔颖达疏	《周易正义》	阮元校刻本	9
十三经注疏	宋	赵岐注、孙奭疏	《孟子注疏》	阮元校刻本	5
十三经注疏	宋	唐玄宗注、邢昺疏	《孝经注疏》	阮元校刻本	1
诸子	西汉	扬雄	《扬子法言》	通行本	1
诸子	汉	陆贾	《新语》	汉魏丛书本	1
诸子	汉	扬雄	《太玄经》	清嘉庆刻本	3
诸子	战国	庄周	《庄子》	通行本	1
诸子	东汉	应劭	《风俗通义》	龙溪精舍丛书本	1
诸子	东汉	王充	《论衡》	四部丛刊本	1
诸子	汉	王符	《潜夫论》	述古堂影宋写本	2
诸子	春秋	管仲	《管子》	浙江书局本	1
诸子	西汉	刘向	《说苑》	湖北崇文书局百子全书本	1
诸子	战国	荀况	《荀子》	清王先谦荀子集解本	4
诸子	春秋	孔伋	《子思子》	四库全书本	1
诸子	东汉	荀悦	《申鉴》	明文始堂本	1
诸子	汉	佚名	《孔子家语》	四部丛刊本	1
诸子	西汉	河上公	《老子河上公章句》	通行本	4
诸子	宋	薛据	《孔子集语》	平津馆丛书本	3

（续表）

类　别	朝　代	作　者	书　名	版　本	条　数
儒家	宋	石介	《徂徕集》	四库全书本	3
儒家	宋	王安石	《王安石集》	明嘉靖三十九年抚州刊本	6
儒家	宋	司马光	《传家集》	四库全书本	26
儒家	宋	司马光	《涑水记闻》	聚珍版丛书本	2
儒家	宋	苏辙	《栾城三集》	四部丛刊本	5
儒家	宋	苏轼	《苏轼集》	明海虞程宗成化刻本	19
儒家	宋	欧阳修	《欧阳修集》	四部备要排印本	6
儒家	宋	程颢	《明道先生文集》	通行本	1
儒家	宋	程颢、程颐	《二程遗书》	清康熙吕留良刻本	5
儒家	宋	程颢、程颐	《二程粹言》	通行本	1
儒家	宋	程颢、程颐	《程氏经说》	通行本	1
儒家	宋	朱熹	《朱子语类》	清吕留良宝诰堂刻本	42
儒家	宋	朱熹	《朱熹文集》	明嘉靖十一年（1532 年）福州府学本	60
儒家	宋	朱熹、吕祖谦	《近思录》	清吕氏宝诰堂刊朱子遗书本	1
儒家	明	王阳明	《传习录》	隆庆六年（1801年）王文成公全书本	8
儒家	明	王守仁	《王阳明集》	通行本	11
儒家	明	宋濂	《銮坡集》	四部丛刊影张缙刻本	2
儒家	清	李光地	《榕村续语录》	通行本	2
儒家	清	钱谦益	《初学集》	四部丛刊本	4
儒家	清	顾炎武	《顾亭林文集》	四部丛刊影印潘刻本	1
杂家	明	吕楠	《泾野子内篇》	通行本	4
杂家	北齐	刘昼	《刘子》	道藏本	1
杂家	明	方以智	《东西均》	通行本	6
杂家	清	李颙	《二曲集》	通行本	8

（续表）

类 别	朝 代	作 者	书 名	版 本	条 数
杂家	宋	胡寅	《斐然集》	通行本	4
杂家	宋	吕大临等	《蓝田吕氏遗著》	通行本	5
蒙学	清	王用臣	《幼学歌》	通行本	2
蒙学	明	程登吉	《幼学琼林》	通行本	1
蒙学	明	霍韬	《霍渭厓家训本》	涵芬楼秘籍	2
蒙学	清	蒋义彬	《千金裘》	通行本	1
释家	北魏	菩提留支译	《入楞伽经》	通行本	1
释家	宋	道原	《景德传灯录》	通行本	7
释家	隋	达磨笈多译	《缘生初胜分法本经》	通行本	1
释家	五代	静、筠禅僧	《祖堂集》	通行本	7
释家	后秦	佛念译	《长阿含经》	通行本	1
释家	清	王际华	《大方便佛报恩经》	通行本	1
释家	北魏	菩提留支译	《大萨遮尼干子所说经》	通行本	1
释家	西晋	佚名	《佛般泥洹经》	通行本	1
释家	西晋	法炬、法立译	《法句譬喻经》	通行本	1
释家	隋	阇那崛多译	《观察诸法行经》	通行本	1
释家	南北朝	昙摩蜜多译	《五门禅经要用法》	通行本	1
释家	后秦	佛念译	《菩萨从兜术天降神母胎说》	通行本	1
释家	后秦	鸠摩罗什译	《佛说弥勒大成佛经》	通行本	1
释家	西晋	法护译	《正法华经》	通行本	1
释家	秦	鸠摩罗什译	《大庄严论经》	通行本	1
释家	南朝梁	僧佑编	《弘明集》	大正藏本	5
释家	宋	日称等译	《诸法集要经》	通行本	1
释家	宋	赜藏主集	《古尊宿语录》	通行本	2
释家	宋	慧洪撰	《禅林僧宝传》	通行本	3
释家	唐	释道宣编	《广弘明集》	大正藏本	3
释家	宋	沮渠京声译	《佛说谏王经》	通行本	1

（续表）

类　别	朝　代	作　者	书　名	版　本	条　数
释家	后秦	佛念译	《出曜经》	通行本	1
释家	唐	菩提流志译	《大宝积经》	通行本	2
释家	唐	释道世	《法苑珠林》	清道光年间常熟燕园蒋氏刻本	1
释家	西晋	法护译	《大哀经》	通行本	1
释家	东汉	安世高译	《佛说分别善恶所起经》	通行本	1
释家	西晋	法护译	《阿差末菩萨经》	通行本	1
释家	宋	普济	《五灯会元》	通行本	9
释家	后汉	支娄迦谶译	《佛说伅真陀罗所问如来》	通行本	1
释家	魏	维祇难等译	《法句经》	通行本	1
释家	宋	赞宁	《大宋高僧传》	通行本	11
道家	元	李道纯	《中和集》	道藏本	417
道家	唐	杜光庭	《历代崇道记》	全唐文本	2
道家	清	董德宁正义	《悟真篇正义》	道藏精华录本	1
道家	元	赵道一	《历世真仙体道通鉴》	道藏本	2
道家	宋	曾慥编纂	《道枢》	道藏本	1
道家	宋	张君房	《云笈七签》	涵芬楼翻明正统道藏本	30
道家	东汉	传为张陵著	《老子想尔注》	敦煌抄本	2
道家	汉	佚名	《太平经》	重刊道藏辑要本	88
术数	明	万民英	《三命通会》	四库全书本	55
术数	晋	郭璞	《葬书》	四库全书本	2
术数	汉	京房	《京房易传》	四库全书本	4
术数	唐	杨筠松	《葬法倒杖》	四库全书本	1
术数	汉 明	东方朔 刘基注	《灵棋经》	四库全书本	1
术数	明	佚名	《六壬大全》	四库全书本	3
术数	唐	李淳风	《乙巳占》	丛书集成初编本	2
兵家	明	唐顺之	《武编》	云曼山馆刻本	1
兵家	宋	陈傅良	《历代兵制》	静观堂刊本	1
兵家	宋	曾公亮、丁度等	《武经总要前集》	明唐福春刻本	1

附表3　中和词条（农牧地理类）

类　别	朝　代	作　者	书　名	版　本	条　数
农业	明	徐光启	《农政全书》	康熙贵州粮署刊本	2
农业	清	黄辅辰	《营田辑要》	同治三年（1864年）成都黄氏刻本	1
农业	清	张履祥辑补	《补农书》	通行本	1
农业	北魏	贾思勰	《齐民要术》	通行本	12
农业	清	张宗法	《三农纪》	通行本	10
农业	清	鄂尔泰	《授时通考》	四库全书本	10
畜牧	明	杨时乔	《新刻马书》	首都图书馆馆藏本	1
畜牧	清	佚名	《鸡谱》	乾隆丁未年（1787年）抄本	6
畜牧	不详	佚名	《抱犊集》	抄本	1
畜牧	不详	佚名	《牛医金鉴》	抄本	1
畜牧	清	郭怀西	《新刻注释马牛驼经大全》	通行本	3
地理	清末民初	杨守敬、熊会贞	《水经注疏》	通行本	3
地理	唐	玄奘	《大唐西域记》	通行本	1
地理	清	徐松	《河南志》	通行本	1
地理	宋	程大昌	《雍录》	通行本	2
地理	清	周郁滨	《珠里小志》	嘉庆本	1
地理	不详	佚名	《合皂山志》	通行本	1
地理	唐	慧立、彦悰	《大慈恩寺三藏法师传》	通行本	1
地理	元	熊梦祥	《析津志辑佚》	通行本	3
地理	清	徐松	《唐两京城坊考》	通行本	3
地理	清	顾祖禹	《读史方舆纪要》	稿本	105
地理	清	徐崧、张大纯	《百城烟水》	通行本	7
地理	清	孙承泽	《天府广记》	通行本	6
地理	明	严从简	《殊域周谘录》	明万历刻本	1
地理	清	魏源	《海国图志》	光绪平庆泾固道署重刊	1
地理	清	俞扬	《泰州旧事摭拾》	通行本	1
地理	清	翟灏	《湖山便览》	通行本	5
地理	宋	王謇	《宋平江城坊考》	通行本	1

类　别	朝　代	作　者	书　名	版　本	条　数
地理	清	朱彝尊、于敏中	《日下旧闻考》	原刻本	37
地理	清	焦循、江藩纂辑	《扬州图经》	通行本	3
地理	唐	刘恂	《岭表录异》	永乐大典本	1
地理	明	徐弘祖	《徐霞客游记》	乾隆本	6
地理	清	沈葵	《紫堤村志》	清咸丰六年（1856年）本	1
地理	清	吴长元	《宸垣识略》	通行本	5
地理	清	顾震涛	《吴门表隐》	通行本	1
地理	宋	范成大	《吴郡志》	通行本	4

附表4　中和词条（艺术类）

类　别	朝　代	作　者	书　名	版　本	条　数
书画	宋	郭若虚	《图画见闻志》	四部丛刊续编本	1
书画	明	项穆	《书法雅言》	通行本	9
书画	元	郑构	《衍极》	通行本	1
书画	清	包世臣	《艺舟双楫》	通行本	1
书画	宋	黄休复	《益州名画录》	王氏画宛本	6
书画	清	刘熙载	《书概》	通行本	1
书画	清	戈守智	《汉溪书法通解》	通行本	1
书画	唐	张彦远	《法书要录》	通行本	1
曲艺	清	凌廷堪	《燕乐考原》	雅粤堂丛书本	3
曲艺	明	朱载堉	《律吕精义》	通行本	15
曲艺	元末明初	杨景贤	《西游记杂剧》	古本戏曲丛刊本	1
曲艺	元	佚名	《摩利支飞刀对箭》	古本戏曲丛刊本	1
曲艺	元	佚名	《苏子瞻醉写赤壁赋》	古本戏曲丛刊本	1
曲艺	元	石子章	《秦修然竹坞听琴》	涵芬楼影印明万历臧氏刻本	1
曲艺	元	佚名	《萨真人夜断碧桃花》	涵芬楼影印明万历臧氏刻本	1
曲艺	元	武汉臣	《李素兰风月玉壶春》	涵芬楼影印明万历臧氏刻本	1

类　别	朝　代	作　者	书　名	版　本	条　数
曲艺	元	李寿卿	《说鱄诸伍员吹箫》	涵芬楼影印明万历臧氏刻本	1
曲艺	元	佚名	《玉清庵错送鸳鸯被》	涵芬楼影印明万历臧氏刻本	1
曲艺	元	关汉卿	《钱大尹智宠谢天香》	涵芬楼影印明万历臧氏刻本	1
曲艺	元	佚名	《施仁义刘弘嫁婢》	古本戏曲丛刊本	1
曲艺	元	佚名	《龙济山野猿听经》	古本戏曲丛刊本	1
曲艺	元	萧德祥	《杨氏女杀狗劝夫》	涵芬楼影印明万历臧氏刻本	1
诗词	清	严可均辑	《全后周文》	影清光绪王毓藻刻本	6
诗词	金	元好问编	《中州集》	汲古阁本	3
诗词	金	元好问编	《西昆酬唱集》	通行本	1
诗词	清	陈田辑	《明诗纪事》	通行本	9
诗词	汉	王逸注	《楚辞章句》	四部丛刊本	5
诗词	清	严可均辑	《全三国文》	影清光绪王毓藻刻本	10
诗词	明	佚名	《明词汇编》	通行本	11
诗词	西汉	刘向集	《楚辞》	通行本	1
诗词	清	李兆洛	《骈体文钞》	嘉庆唐氏原刻本	9
诗词	宋	周密选	《绝妙好词》	四部备要本	1
诗词	南北朝	佚名	《秦汉魏晋南北朝诗》	自用本	9
诗词	宋	郭茂倩编	《乐府诗集》	文学古籍刊行社影宋本	10
诗词	清	郭元釪	《全金诗》	通行本	8
诗词	唐	李善注	《文选》	胡克家重刊本	17
诗词	明	郭勋编	《雍熙乐府》	通行本	5
诗词	元	唐圭璋	《全元词》	通行本	4
诗词	清	华广生	《白雪遗音》	通行本	1
诗词	宋	洪兴祖补注	《楚辞补注》	通行本	5

（续表）

类　别	朝　代	作　者	书　名	版　本	条　数
诗词	清	姚鼐	《古文辞类纂》	通行本	2
诗词	元	唐圭璋	《全金词》	通行本	2
诗词	清	吴之振等	《宋诗钞》	通行本	14
诗词	清	徐世昌	《晚晴簃诗汇》	通行本	18
诗词	清	钱谦益编	《列朝诗集》	通行本	9
诗词	宋	计有功	《唐诗纪事》	扬州官刻本	24
诗词	清末	唐圭璋	《全宋词》	通行本	20
诗词	清	彭定求等编	《全唐诗》	扬州诗局本	59